SYMPTOMES PRÉMONITOIRES

DE LA

PARALYSIE SPINALE AICUË

INFANTILE ET DE L'ADULTE

PAR

Oswald LAURENT

DOCTEUR EN MÉDECINE DE LA FACULTÉ DE PARIS

Ancien externe des hôpitaux de Paris

De l'hôpital des Enfants-Malades et de la Clinique d'accouchement

MAYENNE

IMPRIMERIE DE L'OUEST, A. NÉZAN

1887

SYMPTOMES PRÉMONITOIRES

DE LA

PARALYSIE SPINALE AIGUË

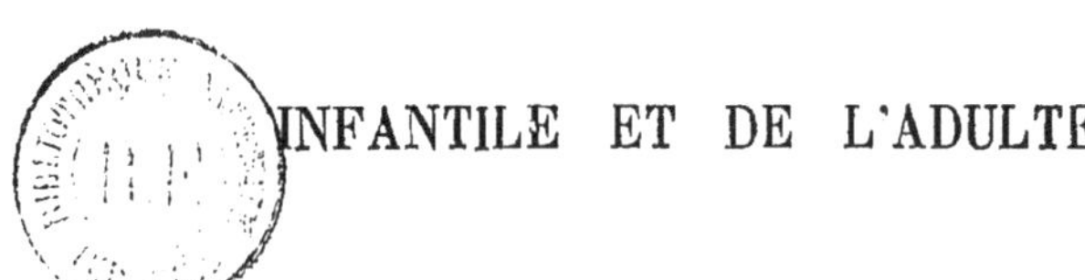

INFANTILE ET DE L'ADULTE

PAR

Oswald LAURENT

DOCTEUR EN MÉDECINE DE LA FACULTÉ DE PARIS

Ancien externe des hôpitaux de Paris

De l'hôpital des Enfants-Malades et de la Clinique d'accouchement

MAYENNE

IMPRIMERIE DE L'OUEST, A. NÉZAN

1887

A MON PÈRE

A MA MÈRE

A MES MAITRES DANS LES HOPITAUX

MM. LES PROFESSEURS

U. TRÉLAT

Professeur de clinique chirurgicale

PAJOT

Professeur de clinique obstétricale

MM. LES PROFESSEURS AGRÉGÉS

DUGUET

Médecin de l'hôpital Lariboisière

TERRILLON

Chirurgien de la Salpêtrière

BOUILLY

Chirurgien de la Maternité de Cochin

A. JOFFROY

Médecin de la Salpêtrière

HUTNIEL

Médecin de l'hôpital Saint-Antoine

SYMPTOMES PRÉMONITOIRES

DE LA

PARALYSIE SPINALE AIGUË

INFANTILE ET DE L'ADULTE

L'histoire clinique de la paralysie infantile est aujour-d'hui parfaitement connue. Heine en a tracé, il y a plus de quarante ans un tableau exact et Duchenne (de Boulogne) (1) quinze ans plus tard l'a décrite dans des pages restées classi-siques. Il n'entre donc pas dans notre programme d'ajouter quelque chose à cette histoire, aujourd'hui complète. Mais il nous a semblé que quelques-uns des symptômes de cette ma-ladie étaient restés dans l'ombre et quoique connus n'avaient pas été suffisamment mis en relief ; nous voulons parler des symptômes qui marquent le début de la paralysie infantile. Les auteurs en mentionnent quelques-uns d'une façon à peu près constante, aucun d'eux ne nie, par exemple, qu'on puisse observer des douleurs variées dans leur siège au début de la maladie, mais le nombre de ceux qui affir-ment l'existence de la contracture initiale est déjà moins grand ; moins nombreux encore sont ceux qui croient à

1. Duchenne (de Boulogne). *Gaz. hebdomad.* 1855.

l'existence des troubles de la sensibilité : on sait, en effet, qu'un des caracières considérés comme les plus constants de la paralysie infantile est l'absence des troubles de la sensibilité aussi bien au début que dans les périodes ultérieures de la maladie. Nous croyons pouvoir démontrer cependant que cette règle est loin d'être absolue et sans vouloir avancer qu'ils existent toujours, ce qui serait tirer de nos observations trop peu nombreuses une conclusion beaucoup trop générale, nous pensons qu'ils existent souvent et que dans la majorité des cas la paralysie infantile est marquée à son début par un certain nombre de symptômes quelquefois réunis, plus souvent isolés qui indiquent une inflammation diffuse de la moelle et montrent qu'avant d'être systématisée la myélite est diffuse.

Décrire successivement ces symptômes, montrer leur valeur tant au point de vue du diagnostic que du pronostic, répondre aux indications thérapeutiques qu'ils créent, tel est donc le but que nous nous proposons.

En face des analogies cliniques et anatomo-pathologiques de la paralysie infantile et de la paralysie spinale aiguë de l'adulte, nous nous sommes crus autorisés à les rapprocher. Nous avons donc étudié la période prémonitoire parallèlement chez l'enfant et chez l'adulte ; de cette étude comparée nous croyons pouvoir conclure que les analogies subsistent entre les deux maladies et qu'on n'est pas en droit de les séparer, comme on a tenté de le faire.

Notre travail est basé sur cinq observations que nous avons recueillies pendant notre externat dans le service de Clinique de l'Hôpital des Enfants-Malades, et sur un nombre un peu plus élevé d'observations empruntées aux auteurs. Nous croyons, que du nombre restreint de nos observations il ne serait pas juste de conclure *à priori* du peu de fréquence des symptômes prémonitoires, car il est rarement donné de pouvoir observer la paralysie infantile à son début et, d'un autre côté, on doit reconnaître que souvent les observations sont incomplètes et que dans beaucoup de cas les symptômes que nous étudions semblent n'avoir pas été recherchés.

Nous prions notre excellent maître, M. le professeur Grancher, de nous permettre de lui offrir ce travail, quelque modeste et insuffisant qu'il soit, comme un témoignage de notre profonde gratitude pour la bienveillante sympathie qu'il a bien voulu nous montrer, et pour l'honneur qu'il nous fait aujourd'hui en acceptant la présidence de notre thèse.

INTRODUCTION

C'est à Unterwood (1) qu'on attribue généralement la première description de la paralysie infantile. Cet auteur a, en effet, décrit sous le nom de débilité des extrémités inférieures une maladie qui rappelle par quelques points la paralysie spinale de l'enfance ; si la description est tout à fait incomplète et, on peut le dire à peine dessinée, Unterwood a tout au moins le mérite d'avoir attiré l'attention des médecins sur certaines paralysies de l'enfance. Il la donne comme une maladie nouvelle « qui n'a été observée par aucun médecin. » Il lui assigne pour causes principales la dentition et la saburre intestinale. Il la décrit dans les lignes suivantes : « La débilité des extrémités inférieures n'est compliquée ni de fièvre, ni d'aucune lésion des voies urinaires ; le malade n'éprouve aucune douleur et paraît à peine indisposé au début de la maladie. La chose qu'on observe alors est un affaiblissement des jambes ; les membres deviennent par degré de plus en plus débiles et au bout de quelques semaines ils ne peuvent plus soutenir le poids du corps. »

Schaw (2), trente ans plus tard, a clairement indiqué la variété de paralysie essentielle qui débute instantanément ;

1. Unterwood. *Traité des maladies des enfants*, 1784, trad. de l'anglais par Ev. de Salle, 1823.

2. Schaw. *Nature and treatment of the disporsion of which the spine and the bone of the chest are subject.* 1822.

suivant lui, la maladie se manifeste au moment du sevrage et souvent elle est la conséquence d'une affection des premières voies.

Badham (1), en 1835, a publié dans le *London medical and surgical journal*, quatre observations très intéresssantes et présentant tous les caractères de la paralysie spinale de l'enfance, le type clinique est parfaitement défini.

Heine (2) ne se contentait pas de publier des observations. En 1840, il faisait paraître sur la paralysie de l'enfance une très remarquable monographie qui outre des observations nombreuses et intéressantes et une série de planches, contenait une description complète de la maladie. Il paraît évident qu'il s'est glissé à côté d'observations typiques de la paralysie spinale de l'enfance des cas de paralysie cérébrale ; le mérite de son travail n'en est point diminué. L'auteur allemand a surtout décrit avec un soin très particulier l'abaissement de température dans les membres paralysés.

Kennedy (3) fait paraître son premier mémoire en 1841. Il décrit la paralysie temporaire, et dans son second mémoire, publié en 1850, il signale de nouvelles observations à l'appui de son opinion.

Wèst (4) en 1845, insiste surtout, à l'exemple de Ken-

1. Badham. *London medical and surgical journal* 1835.

2. Heine. *Beobachtungen uber Lahmungszustande der unterextermitaten und deren Behandlung. 1840. Spinale Kinderlahmung.* 1860.

3. Kennedy. *Dubl. med. press.* 1841. *Dubl. quat. rewiew* 1850. *Dubl. quaterly review.* 1861.

4. West. *London gaz.* 1845. *Lectures on the diseases of in fancy.* 1848.

nedy, sur le mode de début de la maladie. Rilliet (1) publie en 1851 un mémoire qui résume l'état de la science sur cette question à cette époque.

Enfin, pour compléter l'histoire de cette première phase de l'évolution de la paralysie infantile, il faudrait citer les noms de Marshall-Hall, de Colmer, de Richard (de Nancy) etc.

Jusqu'alors la paralysie spinale de l'enfance était une maladie *sine materia;* pour tous les auteurs, c'était la paralysie essentielle de l'enfance, car c'est en vain qu'on avait interrogé les centres nerveux.

Duchenne (2) (de Boulogne) ouvre la seconde période, celle qu'on pourrait appeler musculaire ou anatomique. En 1855 paraît son mémoire dans lequel il fait une description magistrale de la maladie, et en même temps il note l'état graisseux des muscles, et il donne à la maladie le nom de *paralysie atrophique graisseuse de l'enfance.* Il n'avait rien trouvé du côté du système nerveux; mais cependant, guidé par son esprit de sage et profonde observation, il n'hésite point à la rattacher aux paralysies spinales en se basant sur les ressemblances des désordres musculaires qu'il avait rencontrés dans celles-ci et qu'il retrouvait dans celle-là. « En raisonnant par analogie, dit-il, j'ai été conduit à penser que le point de départ de ces paralysies graves pouvait résider dans le *système nerveux spinal.* En effet, dans presque toutes les lésions traumatiques de la moelle ou de ses enveloppes qu'il m'a été donné d'observer chez l'adulte,

1. Rilliet. *Gaz. méd.* 1851.

2. Duchenne (de Boulogne). *Loc. citat. De l'électrisation localisée.* 1856.

les désordres musculaires symptomatiques de la lésion médullaire sont exactement les mêmes que ceux qu'on observe
dans les paralysies atrophiques graisseuses de l'enfance ».

Les altérations du système nerveux furent constatées
pour la première fois par MM. Laborde (1) et Cornil (1864)
sur une petite fille de deux ans, morte dans le service de
M. H. Roger. Ces observateurs trouvèrent une sclérose
médullaire. « La production nouvelle, dit M. Laborde
dans sa thèse, du tissu conjonctif s'était faite à peu près
exclusivement dans les tubes longitudinaux des cordons
antéro-latéraux, tandis que les cordons postérieurs et les
cornes de la substance grise avaient conservé leur parfaite
intégrité. »

En 1863, M. Cornil (2) avait déjà présenté à la Société
de Biologie les résultats de l'examen qu'il avait fait de la
moelle d'une femme de 49 ans, atteinte de paralysie avec
atrophie des membres depuis l'âge de deux ans. Il avait
observé une atrophie très appréciable des faisceaux antéro-
latéraux de la moelle. « On observe, disait-il, en employant
un grossissement suffisant, dans toute l'étendue de la
moelle, depuis les premières paires cervicales jusqu'à sa
terminaison, une altération anatomique caractérisée par la
présence en quantité considérable de corpuscules amyloïdes. Ces corpuscules sont surtout abondants dans les cornes
antérieures de la substance grise, principalement au niveau
des vaisseaux et dans les cordons antérieurs. Néanmoins,
on en trouvait aussi dans les cordons postérieurs. » Il
ajoute que les cellules nerveuses sont intactes et conservent

1. Laborde. Th. Paris. 1864.
2. Cornil. Société de Biologie. 1863.

leurs rapports normaux. En résumé, on trouvait : 1° une substitution graisseuse complète avec atrophie des fibres primitives ; 2° une dégénérescence graisseuse des nerfs avec atrophie des tubes nerveux ; 3° une simple atrophie des faisceaux antéro-postérieurs de la moelle avec production des corpuscules amyloïdes dans toute son étendue.

M. Laborde rapporte une seconde observation chez un enfant du service de M. Bouvier. Il trouve que tous les éléments de la structure intime de la moelle, notamment les tubes et les cellules petites et grandes de la substance blanche et des prolongements de la substance grise, conservent leur état normal sans production de tissu nouveau, dans les cordons postérieurs et dans la substance centrale fondamentale ; dans les cordons antérieurs, les tubes longitudinaux semblent être en nombre relativement moindre qu'à l'état normal ; ils manquent même par place et ceux qui persistent sont renflés, comme varriqueux et fragmentés ; cela se voyait surtout dans les parties périphériques et tout à fait superficielles des dits cordons. En résumé, on voit que les éléments de la névroglie sont dissociés et fragmentés et qu'un plus ou moins grand nombre de corpuscules granuleux sont infiltrés entre eux ; les vaisseaux capillaires, tant ceux de la pie-mère que ceux de la substance nerveuse périphérique en contact avec celle-ci, présentent une multiplication de leurs noyaux et leurs parois sont semées d'un grand nombre de corpuscules d'exsudation. Cet état des vaisseaux et du tissu nerveux se rencontre surtout à la région lombaire de la moelle.

En 1865, Prévost (1) sur une femme de 78 ans chez

1. Prévost: Société de Biologie 1866.

laquelle le professeur Vulpian avait diagnostiqué une paralysie infantile, constate pour la première fois la lésion des cornes antérieures et des cordons blancs correspondants.

« A la coupe de la moelle, on peut voir que la substance grise a subi une atrophie remarquable du côté gauche. La corne antérieure gauche est en effet beaucoup moins volumineuse que la droite et à l'examen microscopique on voit que toute la partie externe de cette corne gauche a subi une altération ; la substance grise à ce niveau a été remplacée par un tissu cellulaire à noyaux qui se colore en rouge par le carmin et qui contient quelques corps amyloïdes. On n'aperçoit pas le groupe des cellules externes de cette corne ; cependant, dans quelques préparations, on en retrouve encore deux ou trois qui sont déformées. Le groupe interne des cellules a subsisté en partie, et l'on retrouve à ce niveau six ou sept cellules environ dans chaque préparation. La corne droite est au contraire normale et contraste avec la gauche par l'abondance et l'intégrité de ses cellules. Le cordon antérieur gauche, plus grêle que le droit, n'atteint pas la commissure antérieure ; le cordon postérieur gauche est plus grêle aussi que celui du côté droit. »

Cette observation concluante n'avait pas cependant entraîné toutes les convictions, car en 1867, M. Bouchut, qui est du reste demeuré fidèle à son idée première, n'admettait pas l'origine spinale de la maladie, l'affection était pour lui essentiellement musculaire ; c'est la *paralysie myogénique*.

M. A. Ollivier (1), dans sa thèse d'agrégation constatait

1. A. Ollivier. Th. agrégat. 1869.

l'état de la question et en face de la non-identité des résultats des recherches microscopiques dans les cas que nous venons de relater faisait des réserves et demandait de nouvelles recherches.

Lockhart Clarke (1), en 1868, publie un cas reconnu pour appartenir à la paralysie infantile par Duchenne et le professeur Charcot et dans lequel on peut observer la désintégration des grandes cellules motrices.

En 1870, MM. Charcot et Joffroy (2) publient dans les *Archives de physiologie* les résultats de l'autopsie d'une femme, chez laquelle la paralysie infantile datait de 37 ans. L'étude de la moelle a été très minutieusement faite. Les altérations médullaires occupaient toute la hauteur, mais variaient d'étendue avec les différentes régions de la moelle. Elles étaient surtout marquées au niveau du renflement lombaire où elles étaient beaucoup plus prononcées qu'aux régions cervicale et dorsale. « Les lésions siègent principalement dans la substance grise centrale et bien que dans celle-ci les cornes postérieures fussent quelquefois atteintes partiellement, elles ne l'étaient jamais au même degré ni d'une façon aussi constante que les cornes antérieures. » On pouvait reconnaître dans ces dernières que des groupes entiers de cellules nerveuses et même toutes les cellules d'une même région avaient disparu. Elles étaient remplacées « tantôt par une substance transparente, finement grenue, traversée çà et là par des fibrilles délicates, tantôt par un lacis très dense formé par des fibrilles ou des faisceaux de fibrilles plus épaisses. » Dans les

1. Johnson et Clarke. *Medic. chirurg. transact.* 1868.
2. Charcot et Joffroy. *Arch. physiologie*, 1870.

cornes postérieures, les lésions étaient rudimentaires et le groupe important de cellules qui constitue les colonnes vésiculaires de Clarke avait été presque partout respecté. Les racines antérieures des nerfs étaient atrophiées et les plus atteints correspondaient à celles des cornes antérieures où la lésion se montrait le plus prononcée.

Les cordons postérieurs ne présentaient pas d'altérations ; par contre, les faisceaux antéro-latéraux étaient manifestement atrophiés et principalement au niveau des renflements cervical et lombaire, l'atrophie étant surtout marquée du côté de la moelle où la substance grise était elle-même plus altérée.

Toutes ces altérations étaient d'une façon générale plus marquées à gauche qu'à droite, ce qui correspondait avec l'existence d'une impuissance motrice et des lésions trophiques des muscles plus prononcées du côté gauche.

Dans les réflexions que lui suggérait cette observation, le professeur Charcot émettait l'idée et affirmait que le processus morbide envahit tout à coup les cellules nerveuses motrices qui seraient le siège primitif de la lésion.

MM. Parrot et Joffroy (1), dans une observation publiée la même année, confirmaient l'existence des altérations primitivement décrites : atrophie des cellules nerveuses des cornes antérieures, atrophie des faisceaux antéro-latéraux ; innocuité des cornes postérieures en général, mais point cependant d'une façon absolue, car dans la région dorsale, à une distance de 15 à 16 centimètres du filum terminal il faut noter une disparition des cellules nerveuses,

---

1. Parrot et Joffroy. *Archiv. physiolog.* 1870.

l'atrophie est surtout marquée au niveau de la colonne vésiculaire. Ils notaient en même temps des lésions des racines antérieures.

Les observateurs ont de plus insisté sur les altérations du tissu de la névroglie et des vaisseaux. Ils appellent l'attention sur l'irrégularité de la distribution des lésions vasculaires : « On les observe dans des points où les cellules nerveuses sont à peine lésées, et, d'autre part, elles n'existent pas nécessairement dans tous les points où celles-ci ont subi une altération profonde. On ne peut donc les considérer comme primordiales. » Les auteurs arrivent à cette conclusion que la cause morbide première réside dans l'appareil cellulaire des cornes antérieures de la substance grise de la moelle.

En 1871, MM. Roger et Damaschino (1) publient un mémoire basé sur trois observations, et dans lesquelles l'examen de la moelle au microscope a été fait avec le plus grand soin et ils aboutissent aux conclusions suivantes : « 1° l'altération caractéristique de la paralysie infantile est une lésion de la moelle épinière, dont l'atrophie des nerfs et des muscles est la conséquence ; 2° cette lésion siège plus particulièrement dans la portion antérieure de la substance grise spinale où elle se montre sous forme de foyers ramollis ; 3° ce ramollissement est de nature inflammatoire et la maladie est une myélite ; 4° la paralysie infantile doit donc être appelée paralysie spinale de l'enfance, et désormais sa place nosologique est certainement dans les affections de la moelle et dans les myélites. »

1. Roger et Damaschino, *Gaz. méd.*, 1871.

L'histoire anatomique était dès lors tout entière créée et la lésion médullaire admise définitivement, les divergences ne subsistent plus que sur l'interprétation, au point de vue de la priorité des éléments atteints, M. Charcot admettant que l'altération de la cellule nerveuse motrice est constante et qu'elle est le point de départ du processus. MM. Roger et Damaschino pensent être en face d'une myélite interstitielle atteignant secondairement les cellules motrices. « En résumé, disent-ils, dans les points de la moelle les plus altérés, dans ceux qui correspondent aux muscles les plus malades, les plus atrophiés, on constate une lésion, toujours la même, qui consiste essentiellement en un foyer de ramollissement, lequel siège dans les cornes antérieures de la substance grise et coexiste avec l'atrophie des cellules. »

Dès lors les observations dans lesquelles les lésions médullaires furent observées devinrent nombreuses, et les travaux sur cette question abondèrent. »

En 1873, un élève de la Salpêtrière, le docteur Petitfils (1), défend dans une thèse bien faite les idées de son maître, le professeur Charcot. M. Grancher fait connaître les résultats d'une autopsie d'un enfant atteint de paralysie infantile, chez lequel il observe dans la moelle un foyer de désintégration granuleuse de la substance grise antérieure correspondant au membre paralysé.

Leyden (2), en 1875, admet que la paralysie infantile peut être le résultat de processus différents, n'ayant de commun que le siège, le mode et le moment d'apparition, et il

1. Petitfils, th. Paris, 1873.
2. Leyden, Archiv. fur Psychiatrie 1876.

explique ainsi les résultats divers fournis par l'autopsie dans les cas de MM. Charcot, Roger et Damaschino.

On peut citer encore les observations de Schultze et de Roth, celles de Turner et de Fréd. Taylor. En 1881 (1), paraît un second mémoire de MM. Roger et Damaschino, qui confirme les faits avancés dans leur premier travail et dans lequel les auteurs démontrent de nouveau que les lésions anatomiques de la paralysie infantile ont leur siège dans les régions motrices de la moelle, ces lésions consistant dans une myélite centrale avec foyers de ramollissement et destruction atrophique des cellules de la substance grise ; il y a aussi une sclérose des cordons antéro-latéraux et une atrophie considérable des racines antérieures, ainsi que de certains tubes nerveux des nerfs correspondants aux membres paralysés. Bien que les auteurs n'aient point signalé des altérations des cornes postérieures, on peut les rencontrer néanmoins et à cet égard l'observation de Turner est catégorique : il existait, en effet, dans ce cas des lésions très marquées des cornes postérieures, mais surtout manifestes d'un côté. On doit dire qu'on avait observé pendant la vie des troubles de la sensibilité (anesthésie) (2).

Quant à admettre l'existence d'altérations de la moelle consistant simplement dans une atrophie des cellules motrices sans altération inflammatoire de la substance grise, MM. Roger et Damaschino ne le nient pas, mais ils disent ne l'avoir jamais observé.

Quant à savoir si l'inflammation débute primitivement

1. Roger et Damaschino. *Revue de méd.* 1881.
2. Turner.

dans le tissu conjonctif (myélite interstitielle) ou dans les cellules motrices (myélite parenchymateuse) ils ne se prononcent pas.

MM. Archambault et Damaschino (1883) publient une observation très intéressante en ce sens que l'autopsie put être faite à une époque voisine du début de la maladie, l'enfant avait, en effet, succombé au vingt-sixième jour de son affection paralytique. Chez cet enfant, les racines antérieures des nerfs étaient très-altérées, les postérieures étaient normales ; les lésions dans les cornes antérieures étaient réunies en foyers et elles n'occupaient pas dans une région donnée toute la longueur de la corne antérieure, elles étaient disposées en chapelet. On put étudier mieux qu'on ne l'avait fait jusque là les modifications du système vasculaire. Les auteurs ne tranchèrent pas le point de savoir par quel élément de la substance grise débute le travail pathologique. « Il serait possible, disent-ils, que la lésion des cellules et les troubles vasculaires apparussent simultanément ou même que, les cellules étant dès l'abord affectées, l'inflammation se propageât immédiatement aux éléments avoisinants. « C'est là un point obscur qu'il n'est pas encore possible de décider en toute assurance ; il est même fort probable qu'il restera longtemps en suspens, puisqu'il faudrait pour se prononcer pouvoir examiner la moelle dès le début de cette affection qui n'est point mortelle par elle-même. »

C'est à Duchenne (de Boulogne) qu'on doit la première description de la paralysie spinale de l'adulte. « J'ai cru, longtemps, dit-il, que la symptomatologie de la paralysie atrophique de l'enfance ne se rencontrait pas chez l'adulte ; mais ayant observé quelquefois chez celui-ci cette même symptomatologie, j'en ai conclu naturellement qu'alors la paralysie devrait être produite par la même lésion anatomique. Cette considération m'a donc engagé à la désigner sous le nom de : **Paralysie spinale antérieure aiguë** de l'adulte ou par atrophie des cellules antérieures.

Duchenne fils a rapporté dans sa thèse (1864) des cas intermédiaires de paralysie infantile survenant à 10, 15 ans et deux cas chez l'adulte ; il fait ressortir l'analogie des symptômes chez l'enfant et chez l'adulte : début par la fièvre et les douleurs, paralysie généralisée d'abord, puis rétrocession et localisation définitive de la paralysie dans certains muscles ou groupes musculaires. Dans son traité de l'Electrisation localisée Duchenne a rapporté deux nouveaux faits (1).

M. le professeur Charcot dans ses leçons professées à la Salpêtrière (1870) fait ressortir les analogies étroites de la paralysie spinale chez l'enfant et chez l'adulte. « Certains cas de paralysie spinale aiguë observés chez l'adulte sont, au point de vue clinique, tout à fait assimilables à la paralysie spinale des jeunes enfants. Il resterait à déterminer, si, ainsi que cela est vraisemblable, les lésions spinales d'où dérive l'ensemble symptomatique reconnaissent chez l'adulte la localisation étroite dans les cornes antérieures et tous les autres caractères qui distinguent celle de l'enfant. Mais l'autopsie n'a pas encore définitivement prononcé. Il y a une lacune qui ne saurait tarder à être comblée. »

1. Duchenne fils. *Archiv. gén. de méd.* 1864.

Cette lacune, M. Gombault la combla en 1873. Il publie l'autopsie d'une femme de 67 ans, atteinte de paralysie spinale de l'adulte, et montre que les lésions médullaires sont cantonnées dans les cornes antérieures ; il **y** a une atrophie des cellules motrices, seulement la lésion n'est pas en foyer comme dans la paralysie de l'enfance, l'altération cellulaire est diffuse. Après avoir fait le parallèle entre la paralysie infantile et la paralysie spinale de l'adulte au double point de vue clinique et anatomo-pathologique, l'auteur conclut : « ainsi donc, entre les deux maladies, il existe, au point de vue clinique, des analogies très nombreuses et la transition de l'une à l'autre semble constituée par les faits **de** paralysie spinale survenus chez des enfants de cinq, sept, dix ans et au-dessus. La ressemblance est non moins grande au point de vue de l'anatomie pathologique : dans les deux cas la localisation morbide s'effectue dans l'aire des cornes antérieures (1). »

Depuis cette époque les observations de paralysie spinale ont été publiées en grand nombre. Petitfils, dans le travail auquel nous faisions allusion plus haut, défend énergiquement l'identité des deux affections. Hermann, dans sa thèse, arrive aux mêmes conclusions. Nous aurions à citer pour compléter cet historique, les observations de Leyden, Erb, Schultze, Rosenthal, Hammond, Althaus, Sturzge, etc., dont on pourra trouver, du reste, une analyse succincte dans la thèse de Sauze, 1881.

1. Gombault. *Archiv. physiolog.* 1873.

SYMPTOMES

On peut dire qu'il n'existe pas de prodromes à cette maladie. Les accidents de la dentition, des troubles des voies digestives, que certains auteurs ont voulu voir précéder dans beaucoup de cas la paralysie infantile, ne sont, en réalité, quand elles se rencontrent, que de simples coïncidences. La plupart du temps rien n'annonce la maladie et n'en fait prévoir la gravité, la scène s'ouvre ordinairement par la paralysie accompagnée des symptômes que nous décrivons plus loin.

Des auteurs, d'un autre côté, ont prétendu que 'la maladie pouvait débuter non-seulement sans prodromes, mais même sans autre symptôme que la paralysie qui envahit les membres sans être accompagnée du plus petit mouvement fébrile, de la plus légère douleur. Duchenne (1) (de Boulogne) en cite un cas. Il s'agit d'une petite fille atteinte de paralysie atrophique de l'enfance très-étendue et chez laquelle la maladie avait débuté de la façon suivante : « l'enfant avait un matin, sans cause connue, après s'être levée bien portante, une heure environ après son premier déjeuner, éprouvé une lassitude suivie de l'impossibilité de se tenir debout. Sa mère ne lui trouvant point de chaleur qui accusât la moindre fièvre, fit appeler néanmoins le professeur Paget, qui trouvant également cet enfant sans fièvre, sans

1. Duchenne de Boulogne. *Electr. localisée.*

douleur, sans convulsions, rassura la famille. Cependant la faiblesse des membres allant en augmentant, vers le soir, l'enfant resta immobile dans son lit, ne pouvant faire le moindre mouvement, sans que la fièvre eût apparu, sans qu'elle eût fait entendre la moindre plainte, conservant sa connaissance et la sensibilité de la peau. »

On doit reconnaître que de tels faits sont rares et qu'en cherchant avec attention on trouvera toujours quelques-uns sinon tous les symptômes, dont nous traçons maintenant le tableau.

I. — Fièvre

Dans ses cliniques professées à l'hôpital des Enfants, M. H. Roger professait que la paralysie atrophique de l'enfance débute toujours par de la fièvre.

M. Laborde attribue à ce symptôme une place importante, car il décrit dans sa monographie une période fébrile. Sur les cinquante observations qu'il rapporte, quarante fois il a pu constater ce symptôme. Il en fait une description complète que nous lui empruntons en partie.

Un des caractères les plus remarquables de cette fièvre est sa soudaineté. Son intensité peut varier beaucoup, quelquefois, en effet, elle est très légère, d'autres fois elle est plus violente et s'accompagne ou d'une agitation très-grande ou d'un abattement profond.

Sa durée est courte, on la voit durer dans certains cas quelques heures seulement, d'autres fois elle se prolonge une journée ou deux, elle atteint rarement une huitaine de jours. Elle affecte ordinairement le type continu, elle peut par des exacerbations, simuler quelquefois une fièvre intermittente, mais il s'agit plutôt dans ces cas de rémittence que d'une véritable intermittence.

Chez l'adulte, la fièvre constitue également un symptôme important du début. Elle se manifeste, soit par des frissons, soit par un frisson unique suivi d'une élévation brusque de la température. Mais dans bien des cas, le frisson manque et l'on constate une ascension thermométrique plus ou moins grande. On doit dire cependant qu'une hyperthermie excessive est fort rare ; elle n'a été signalée que dans deux observations, une de Kusmaul, l'autre de Muller ; dans l'observation de Muller, trois jours après le début des accidents, le thermomètre marquait **39°,5** et le pouls donnait **110** pulsations.

Sa durée varie, elle est en moyenne de quatre à cinq jours. On l'a vue dans certains cas se prolonger un temps plus long, on a cité des cas dans lesquels on l'avait vue durer quinze jours ; elle peut prendre alors toutes les apparences de la fièvre typhoïde car on la voit s'accompagner de délire, d'agitation, ou d'une grande prostration.

II. — Troubles de la sensibilité

On admet généralement que dans la paralysie infantile la sensibilité n'est pas atteinte. Quand on parcourt la littérature classique on voit tous les auteurs s'accorder sur ce point et partout la même affirmation revient avec une constante uniformité : la sensibilité est intacte. Quand ils signalent les troubles de la sensibilité, c'est en passant, ils ne s'attachent pas à leur étude, ils les montrent comme très rares et sans importance.

Heine (1), dans le mémoire bien connu qu'il publiait en 1840, expose tous les symptômes de la paralysie infantile, il décrit la sensibilité comme intacte ; cependant dans une des quinze observations contenues dans sa monographie, l'auteur cite un cas dans lequel la sensibilité a disparu en même temps que les mouvements.

Kennedy (2) appelait de son côté l'attention sur les douleurs dans la période du début de la paralysie atrophique de l'enfant ; nous verrons en revenant plus loin sur les observations qu'il a publiées que si certains faits ne s'appliquaient pas à la maladie que nous décrivons et doivent être rejetés de ce fait, d'autres doivent être conservés et rentrent dans le cadre symptomatique de la paralysie infantile.

Bierbaum (3), dans le travail qu'il publiait en 1859 (*in Journ. f. Kinderkrankheiten*) mentionne les troubles de sensibilité au début de la paralysie infantile, et dans les quelques lignes qu'il consacre dans son mémoire à l'état de la sensibilité il dit : « La puissance motrice s'affaiblit beaucoup plus que la sensibilité, il est rare de voir cette dernière disparaître. Quelquefois cependant la sensibilité est pathologiquement exagérée, et le membre paralysé est plus ou moins douloureux. Notre première observation est un exemple de ce fait. Il s'agit d'un jeune enfant qui, calme et reposant tranquillement dans son berceau, poussait des cris

1. Heine. *loc. cit.*
2. Kennedy. *Dublin méd. Press.* 1841.
3. Bierbaum. *Journal fur Kinderkrankheiten.* 1859, p. 18-78.

déchirants dès qu'on portait la main ou qu'on voulait imprimer à sa jambe de légers mouvements. La jeune fille qui fait le sujet de notre sixième observation en est un autre exemple. Pourquoi dans un cas, la sensibilité est-elle exagérée et pourquoi dans un autre est-elle, ou diminuée ou normale, c'est une question que nous posons sans la résoudre. »

Duchenne (de Boulogne) (1) disait déjà en 1855 et répétait plus tard dans son Electrisation localisée : « la maladie dont il est question, débute en général, à un âge où les enfants sont trop jeunes pour rendre compte de leurs sensations. Mais lorsqu'elle s'est déclarée vers l'âge de trois à quatre ans, les enfants se sont souvent plaints, pendant la période d'acuité, de douleurs vives dans les membres et qui augmentaient ordinairement par les mouvements qu'on leur imprimait. Quant aux fourmillements et à l'engourdissement dans les extrémités, on n'a pas songé à les rechercher. Ces symptômes ont très-probablement souvent, sinon toujours existé ».

M. Laborde (2), dans sa thèse inaugurale, résume dans un court chapitre les idées admises par ses devanciers touchant l'état de la sensibilité et il dit que : « la sensibilité est loin de présenter des modifications semblables à celles qu'éprouve la motilité : c'est à peine si elle est affectée, et il y a dans ce fait un contraste qui mérite de fixer l'attention. Pour ce qui est de la sensibilité générale, il déclare n'avoir jamais observé, dans la période d'invasion, une hyperesthé-

1. Duchenne (de Boulogne). *Gaz. hebd.*, 1855.
2. Laborde. Thèse de Paris, 1864.

sie parfaitement caractérisée et évidente ; mais il a plusieurs fois vu, dans la même période de la maladie un certain degré d'anesthésie et cela surtout quand le début de la maladie est marqué par des phénomènes très-intenses. Il cite à l'appui l'observation d'une petite fille de trois ans, atteinte d'une monoplégie infantile du membre inférieur gauche et chez laquelle le pincement énergique de la peau du membre paralysé ne donnait lieu à aucune plainte, pas plus que le chatouillement des pieds. Par contre, une pression un peu forte exercée sur les apophyses épineuses et même transverses des vertèbres de la région lombaire provoque une douleur vive qui se manifeste par des cris perçants. On peut en même temps noter une roideur notable de l'épine, se produisant surtout dans les mouvements de renversement du tronc en arrière.

M. le professeur Vulpian dans ses leçons sur les vaso-moteurs (1) attirait l'attention de ses élèves sur les troubles de la sensibilité au début de la paralysie infantile. Il est des cas, dit-il, où dans la première période de la maladie, il y a non-seulement paralysie musculaire, mais encore anesthésie très-prononcée des muscles atteints et de la peau des régions paralysées. Chez une petite fille qu'il examinait quelques jours après l'invasion de la maladie et chez laquelle les muscles des deux membres inférieurs ne se contractaient pas sous l'influence des courants faradiques très-intenses, ces courants ne déterminaient pas la moindre douleur et l'on pouvait même promener un pinceau électrique sur les différents points de la peau, sans provoquer une sensation pénible.

1. Vulpian. *Leçons sur l'appareil vaso-moteur*, 1875.

Dans ses Leçons de clinique de la Charité, le même professeur, parlant de la même maladie, disait : « On sait comment débute l'affection. A la première période, sans phénomènes prémonitoires antérieurs, les malades sont pris d'une fièvre intense plus ou moins rémittente. Cette période fébrile, souvent de courte durée, est encore caractérisée par des douleurs plus ou moins aiguës dans la région vertébrale, en même temps des crampes douloureuses surviennent dans les masses musculaires des membres. Quelquefois ces crampes se reproduisent longtemps après la disparition de la fièvre (1). »

Le Dr Edge communiquant à la Société de Médecine de Manchester (2) une observation de paralysie infantile (paraplégie) chez un enfant de dix ans, insistait particulièrement sur la diminution notable de la sensibilité des deux jambes chez cet enfant.

Barlow, dans une analyse qu'il fait de cent quarante-neuf cas de sa pratique personnelle, déclare qu'on peut voir au début la sensibilité émoussée ; mais c'est un symptôme qui disparaît vite et, dans la suite, tout devient régulier de ce côté (3).

Dans sa thèse, Dive (4), au sujet des troubles de la sensibilité dans la paralysie infantile, avance qu'il est des cas dans lesquels on ne peut toucher aux membres atteints sans arracher des cris aux petits malades. Certains d'entre eux, déjà capables de rendre compte de leurs impressions, accusent

1. Vulpian. Clinique de la Charité.
2. Edge. *Brit. med. Journal*, II, p. 169, 1880.
3. Barlow. *Brit. med. Journal.* 1882, I, p. f. 734.
4. Dive. Thèse de Paris, 1882.

quelquefois de l'engourdissement, des fourmillements, des crampes douloureuses. En même temps ils se plaignent de douleurs plus ou moins aiguës dans la région vertébrale, douleurs dont le maximum d'intensité correspond au niveau des lombes ou du cou, suivant le siège ou l'étendue de la paralysie. En général, ces douleurs disparaissent rapidement. Dans quelques cas, on observe une diminution de la sensibilité ou même une véritable anesthésie de la région paralysée. D'autres fois, mais beaucoup plus rarement, on a noté de l'hyperesthésie.

Douleurs. — C'est généralement sous forme de douleurs que se présentent les premiers troubles de la sensibilité, douleurs qui, comme nous le verrons, pourront dans certains cas n'avoir rien de fixe, sans localisation bien nette, et cela tiendra surtout au jeune âge des petits malades ; mais qui à mesure que nous les examinerons sur des sujets arrivés à un âge où ils peuvent déjà rendre compte de leurs sensations pourront se localiser et présenter les caractères que nous décrivons.

Chez les tout jeunes enfants, il est difficile pour ne pas dire impossible, de localiser les sensations douloureuses. Cependant elles existent, et cette période douloureuse de la paralysie spinale de l'enfance n'est pas douteuse dans la grande majorité des cas. Les cris et les pleurs de l'enfant surviennent subitement sans cause antérieure appréciable ou quelquefois quand on veut prendre l'enfant ou qu'on lui imprime quelques mouvements dans son berceau.

Elles peuvent se manifester aussi par des convulsions qui ne se font pas selon un type défini, l'enfant pouvant parfois se roidir dans une contraction générale de tous ses muscles ou tout aussitôt se livrer à des mouvements désordonnés des membres dans tous les sens. Ce sont là des convulsions réflexes dont le point de départ sont les douleurs excentriques dont nous sommes dans l'impossibilité de fixer le siège, douleurs localisées très vraisemblablement le long de la colonne vertébrale, ou s'irradiant le long des membres, si nous raisonnons d'après ce qui se passe chez les enfants un peu plus âgés, chez les adolescents et chez les adultes, mais dans la pathogénie desquelles il n'est nul besoin de faire intervenir l'extension d'un processus inflammatoire irritatif du côté de la moelle. Ce sont des convulsions analogues à celles déterminées ou mises sur le compte de la dentition, des vers intestinaux.

L'essentiel est qu'il y a douleur et souvent douleur très vive si on en juge par les manifestations bruyantes au moyen desquelles les petits malades réagissent contre les sensations pénibles qui les impressionnent. Holmes Coote (1) affirme avoir observé des cas où cette douleur du début peut aller jusqu'à la syncope : il l'a vue aboutir à la mort ; et pour cet auteur, c'est une erreur de croire que la paralysie infantile chez les très jeunes enfants ne soit jamais mortelle, « l'idée généralement reçue, dit-il, que cette maladie ne compromet pas la vie n'est pas admissible. » Il est regrettable que l'auteur anglais n'ait pas cru devoir apporter plus qu'une affirmation et qu'à l'appui de cette idée il n'ait pas fourni quelque observation concluante. Il n'est pas impossible, en effet, que la mort ait pu marquer le début de la maladie ; mais en l'absence de preuves, de faits démonstratifs on

1. Holmes Coote. *Med. Times and Gaz.* 1863, 1 f. p. 844.

peut se demander s'il s'agissait bien de la paralysie infantile et on eût aimé voir sur quels éléments le diagnostic de
l'affection a été basé à cette période initiale de la maladie.

Chez les enfants plus âgés ayant atteint trois et quatre
ans, qui peuvent généralement indiquer le siège du mal, on
peut étudier la distribution de ces douleurs et les compa-
rant à ce qui passe chez l'adulte, on peut les grouper
suivant un certain ordre.

Dans la paralysie spinale aiguë de l'adulte, ces douleurs, de siège et de forme variés, douleurs localisées dans
une région du rachis ou s'étendant tout le long de la colonne vertébrale, ou s'irradiant dans les membres, sont un
symptôme pour ainsi dire constant du début de la maladie. Sur les vingt-quatre cas de paralysie spinale de l'a-
dulte réunis par Hermann dans sa thèse, dix-sept ont présenté ce symptôme au début. Le même fait se retrouve
dans les observations des différents auteurs qui ont écrit
sur la paralysie spinale de l'adulte (Duchenne, Kussmaul, Westphal, Gombault, etc.). Cette fréquence du
symptôme douleur et des symptômes du début, en général, indiquant une lésion de la moelle a même porté Sainton (1), qui a publié une observation de paralysie spinale
de l'adulte, très intéressante, et sur laquelle nous reviendrons, à admettre que la paralysie spinale de l'adulte
était une maladie différente de celle de l'enfant. Il accuse
les auteurs d'avoir fait ressortir avec complaisance, les analogies qui existent entre les deux maladies et d'avoir fermé
les yeux sur les différences qui distinguent les deux affections.

---

1. Sainton. *France médicale*, 1873.

Mais l'auteur nous paraît tomber dans un excès contraire, quand au sujet de l'observation qu'il publie, il avance que jamais la paralysie infantile ne débute par des douleurs comme la paralysie de l'adulte.

Il nous semble plus raisonnable de rester fidèle aux idées admises généralement aujourd'hui et d'en rester à l'opinion de Barlow (1) : « une nouvelle expérience a confirmé ma croyance que la maladie est essentiellement la même quel que soit l'âge du malade atteint. Le mode du début, le caractère des accidents qui précèdent les symptômes fébriles et inflammatoires, et dans les limites encore restreintes de notre expérience, les résultats pathologiques terminaux sont tous essentiellement semblables, seulement avec des différences qu'on pouvait prévoir *a priori*, si on considérait l'excitabilité plus grande des symptômes nerveux dans le jeune âge et pendant le cours d'une croissance et d'un développement actifs. »

Nous avons dit que les douleurs pouvaient présenter quelques variétés : se faire sentir dans la région rachidienne, ou autour du tronc, enserrer le thorax d'un cercle constrictif analogue au serrement d'une corde, ou s'irradier dans les membres ; ces différents modes pouvant exister isolément ou se montrer en même temps. De plus, l'examen de la sensibilité générale nous permettra de noter son exagération, sa diminution ou sa disparition. Nous pourrons donc étudier tour à tour les douleurs rachidiennes, les douleurs en ceinture, les irradiations douloureuses dans

1. Barlow. *British. med. Journal* 1882.

les membres, l'hyperesthésie, l'anesthésie dans ses différentes variétés.

1° *Douleur rachidienne*. — Cette douleur peut être spontanée, et dans ce cas elle peut apparaître brusquement, sans prodromes ; elle peut, au contraire, être précédée de fourmillements, d'engourdissement, de sensation de froid et de chaud, de douleurs articulaires dans les membres, le plus souvent dans les membres inférieurs, elle n'envahit alors le rachis qu'au bout d'un temps variable : quelques heures à quelques jours.

Le début brusque n'est point rare chez les enfants, le petit malade qui fait le sujet de notre observation V montre bien comment les choses se passent : l'enfant au milieu de la nuit se réveille, attire par ses gémissements et ses cris l'attention de ses parents, et à sa mère qui se préoccupe de sa souffrance, il indique son dos et plus spécialement la région lombaire comme étant le siège de la douleur. Les exemples de début de ce genre ne sont pas rares, et s'ils ne se présentent pas toujours avec cette netteté et s'il n'est pas souvent possible de noter avec cette précision la première manifestation de la maladie, on rencontre néanmoins, dans les auteurs, des cas où l'affection ne s'est annoncée par aucun prodrome, et où la douleur brusque a été son premier symptôme. Nous en avons relaté quelques exemples.

Les observations dans lesquelles on voit la douleur apparaître insidieusement, ne s'installer que peu à peu et ne prendre un certain degré d'acuité qu'au bout d'un certain temps se rencontrent assez fréquemment, et c'est chez l'enfant déjà grand, chez l'adulte, qu'un tel mode de début se rencontrera de préférence ; il n'est point malaisé d'en saisir la raison pour les motifs que nous donnions plus haut.

Cette douleur spontanée pourra être continue, c'est le cas le plus ordinaire, rémittente quelquefois, avec des intermittences, dans quelques cas, il s'agit plutôt d'exaspérations de la douleur, que de véritables intermittences, car on voit rarement la douleur disparaître complètement.

Elle pourra prendre des degrés variables d'acuité et affecter des modes différents, contusive dans un cas, térébrante ou lancinante dans un autre. Nous avons cherché en vain ces douleurs fulgurantes sillonnant les membres ou enserrant le tronc d'une sensation aiguë, rapide comme l'éclair. Cependant, le malade de l'observation que nous empruntons à M. Sainton (1) semble se rapprocher assez de ce dernier type en même temps que des précédents, car l'auteur dit en propres termes : « Des douleurs spontanées sillonnaient sous forme d'élancements aigus, de fulgurations extrêmement vives et fréquentes les parties atteintes et la région rachidienne. »

La douleur dorsale s'étend quelquefois à toute la colonne vertébrale sans prédominer d'une façon sensible dans une région plus que dans une autre, ce n'est point là le cas le plus fréquent ; le plus souvent la douleur se localise dans certaines régions, et si toute la chaîne vertébrale est bien réellement douloureuse, un ou deux points sont surtout le siège de sensations particulièrement pénibles. Ces régions d'élection sont la région lombaire et la région cervi-

1. Sainton, *Loc. cit.*

cale, elles répondent aux renflements lombaire et cervical qui sont le plus souvent le siège des altérations pathologiques.

Nos observations personnelles offrent des exemples bien frappants de cette variété de douleur et de sa localisation. Dans l'observation recueillie dans la clientèle de M. le professeur Grancher, nous voyons bien nettement la douleur prédominer dans la région de la nuque avec des irradiations secondaires dans les membres supérieurs, comme dans les observations (IV et V), nous la voyons surtout marquée dans la région lombaire avec des irradiations semblables dans les membres inférieurs.

Mais cette douleur rachidienne peut ne point exister spontanément, et il peut être nécessaire pour la découvrir de la chercher avec soin. Les mêmes manœuvres qui, dans la myélite aiguë commune nous révèlent la douleur dorsale nous conduiront ici au même but.

L'application d'un corps chaud ou froid, d'une éponge par exemple imbibée d'eau tiède ou froide sur le trajet de la colonne vertébrale réveillera la douleur, la percussion même très-légère des apophyses épineuses ou des apophyses transverses des vertébres atteindra le même but. C'es surtout ici que la localisation de la douleur apparaîtra manifeste et cette localisation gardera la même fréquence relative pour les mêmes régions, c'est-à-dire que la douleur n'existera ou sera surtout vive au niveau des régions lombaire et cervicale.

L'observation VII que nous extrayons de la thèse de M. Laborde en est un exemple manifeste chez l'enfant ; il s'agit, en effet, d'une petite malade, chez laquelle une

pression même légère des apophyses épineuses ou transverses des vertèbres lombaires éveillait la douleur (1).

La durée de la douleur rachidienne, qu'il s'agisse d'une
douleur spontanée, ou d'une douleur provoquée, est
variable. On peut la voir disparaître au bout de quelques
heures, c'est plutôt le cas de la douleur spontanée, ou persister pendant plusieurs semaines, c'est surtout le fait de la
douleur provoquée.

Peut-on tirer une indication quelconque, au point de
vue du pronostic, de l'intensité plus ou moins grande de
ces douleurs, de leur durée, de leur siège ? c'est une
question que nous étudierons au chapitre du pronostic.

2° *Douleur en ceinture.* — Nos observations ne font
guère mention de cette douleur qui se présente dans la
myélite aiguë commune avec des caractères particuliers,
qui est spontanée, qu'on n'éveille ou n'exaspère pas par la
pression, fixe, siégeant le plus souvent au niveau de la
limite supérieure de la lésion médullaire, s'irradiant autour
du thorax ou de l'abdomen, donnant naissance à une sensation pénible que les malades comparent volontiers au
serrement d'une corde autour du corps.

Continue ou intermittente, elle coexiste le plus souvent
avec une douleur rachidienne plus ou moins vive.

Parmi les cas que nous avons recueillis, l'observation
de paralysie spinale de l'adulte, intéressante à plus d'un
titre, mentionne un fait qui se rapproche assez de la description classique. Dans le cas particulier elle a duré plusieurs jours et a disparu en même temps que la douleur
rachidienne.

1. Laborde. *Loc. cit.*

On conçoit facilement qu'on ne puisse guère la chercher que chez l'adulte, elle pourrait exister chez l'enfant sans que le petit malade puisse en rendre exactement compte.

3° *Douleurs dans les membres*. — Ces douleurs affectent dans les membres différentes modalités. Elles peuvent se manifester par des fourmillements, sensation d'engourdissement ; ou bien ce sont des élancements douloureux qui parcourent toute la longueur du membre ; ou encore des irradiations douloureuses permanentes venant du rachis.

La pression peut dans certains cas éveiller la douleur dans les masses musculaires des membres ou tout au moins dans certains groupes musculaires.

On peut voir, comme nous l'avons dit, les sensations douloureuses apparaître plus tôt dans les membres que dans la région vertébrale ; il n'est par contre, point rare de voir ces mêmes douleurs persister alors qu'elles ont disparu des autres régions. On peut également voir ces douleurs abandonner les malades un certain temps et réapparaître de nouveau souvent après un intervalle assez long, mais alors on doit se demander si elles ne sont point liées au travail dégénératif dont certains muscles sont le siège.

Hyperesthésie. — Quoique nous ayons recherché avec soin ce symptôme, nous n'avons pu rassembler qu'un nombre restreint d'observations et les faits que nous avons recueillis sont peu probants. On doit reconnaître que ce symptôme a été tout à fait insuffisamment étudié. Les quelques auteurs qui le signalent n'en font qu'une simple mention, ils ne s'arrêtent point sur ces caractères et cela aussi bien

chez l'adulte que chez l'enfant. Nous avons vu **M.** Laborde
émettre un doute sur son existence et déclarer que pour son
compte il ne l'avait jamais observé. Cependant, contraire-
ment à cette opinion, West a écrit : « La sensibilité dans certains cas semble être exaltée quand la paralysie est récente
et dans quelques cas cette sensibilité exagérée, continue
pendant quelques semaines, mais c'est là un fait exceptionnel ». Bierbaum partage cette opinion car il admet tantôt
une exaltation, tantôt une abolition de la sensibilité, tout en
professant que ces faits constituent de rares exceptions et
que dans la majorité des cas la sensibilité est normale.

Duchenne (de Boulogne) fils, Hamon (1), dans sa thèse
inaugurale, citent des faits d'hyperesthésie, dans un cas le
symptôme se serait retrouvé plusieurs semaines après le
début.

Les auteurs ne s'étendent point sur les caractères cliniques de cette hyperesthésie, ils ne s'arrêtent pas sur les
modes d'exploration qui l'ont révélée : a-t-il suffi, comme
c'est l'ordinaire d'un simple frôlement, d'un attouchement
léger des téguments pour déterminer la sensation vive, généralement mal définie, souvent pénible et douloureuse qui
constitue le symptôme ; la pression des parties profondes
était-elle nécessaire pour l'éveiller ?...

Tous les cas de paralysie infantile que nous avons pu
observer étaient, à l'exception d'un seul, à une période
éloignée du début ; aussi l'étude attentive des différents
modes de la sensibilité : sensibilité au toucher, à la température, à la douleur ne nous a fourni aucun résultat.

____

1. Hamon. Th. Paris, 1878.

Dans le seul cas que nous ayons pu observer à une époque voisine du début (15me jour) nous avons trouvé les différentes sensibilités exagérées, il s'agissait de la petite fille qui fait le sujet de l'observation II et qui était atteinte d'une contracture marquée surtout au membre inférieur droit. Dans le cas particulier l'hyperesthésie était limitée au membre affecté, comme du reste les auteurs|le signalent ordinairement.

D'ailleurs, au point de vue du diagnostic de la myélite l'hyperesthésie est un symptôme peu sûr et on peut dire avec le professeur Jaccoud : « par elle-même l'hypéresthésie est un signe quasi-indifférent, parce qu'elle est observée dans les paralysies tout à fait dissemblables, organiques, hystériques, toxiques ; elle devient seulement un signe certain de myélite quand elle présente le caractère suivant : le simple contact de l'un des membres inférieurs par exemple (dans un cas de paraplégie) détermine des douleurs dans le membre opposé. Ce phénomène de l'ordre des sensations associées indique que la portion de moelle à laquelle aboutissent les nerfs excités est le siège d'une excitation exagérée qui se traduit par des manifestations douloureuses dans le membre opposé ».

Nous n'avons pas trouvé chez notre petite malade ce dernier signe assez nettement exprimé pour conclure sûrement à son existence.

Anesthésie. — Après la douleur, l'anesthésie est celle des modifications de la sensibilité qu'il nous a été donné d'observer le plus fréquemment ; mais nous devons dire que dans les faits que nous avons pu recueillir le second symptôme ne tient, à propos de la fréquence, qu'un rang très

inférieur au premier, les douleurs constituant un symptôme
relativement commun et la perte plus ou moins complète
de la sensibilité ne se rencontrant qu'assez rarement.

L'anesthésie peut être complète ou incomplète, cette seconde manière d'être paraissant plus fréquente que la première. Cependant dans les deux observations personnelles que nous avons rapportées, la perte de la sensibilité semble avoir été réelle et absolue. Dans les deux
cas le récit de la mère a été très net et très catégorique,
elle affirmait que le médecin avait à plusieurs reprises
piqué les différentes régions des membres paralysés, et
même enfoncé une épingle à une certaine profondeur et
que l'enfant ne témoigna jamais aucune douleur ni même
la plus petite sensation pénible.

Dans ces deux cas, nous n'avons de renseignements que
sur un mode de l'anesthésie, perte de la sensibilité à la
douleur, c'est le plus souvent le seul mode dont les observations fassent mention, car on conçoit que l'exploration de
la sensibilité à la température soit généralement assez déli-
cate chez les jeunes enfants. Dans la recherche que nous
avons faite chez la petite fille qui fait le sujet de notre seconde observation, de la sensibilité à la température, nous
n'avons obtenu que des résultats peu concluants, l'enfant
étant cependant d'âge à répondre nettement et n'était pas
inintelligente. La petite malade ne réagissait en aucune
façon contre les piqûres faites sur les membres paralysés,
pas plus qu'elle n'accusait le contact sur la peau du
doigt ou d'un objet quelconque. Sa sensibilité cutanée a
été explorée avec attention par le docteur Boudet de Paris
sous le yeux de M. le professeur Grancher, au moyen de

l'électricité et elle a été trouvée abolie. Chez cette malade, l'anesthésie était limitée aux parties paralysées.

L'anesthésie peut être incomplète et les observations qui la signalent ne sont pas rares et on peut voir dans ce cas tous les degrés de l'obtusion de la sensibilité. On a pu noter aussi quelquefois le retard dans la perception des sensations. On trouvera dans nos observations des exemples assez nets de ces différents phénomènes.

Pour ce qui concerne l'anesthésie douloureuse, symptôme consistant en ce fait que les malades éprouvent des douleurs souvent vives au niveau des parties du corps qui sont totalement privées de sensibilité, nous ne l'avons trouvé nettement caractérisé dans aucune des observations que nous avons pu réunir. Nous en dirons autant d'autres variétés d'anesthésie, comme par exemple l'impossibilité de préciser l'endroit d'où part la sensation : contact du genou rapporté à la hanche, etc. A ces différents points de vue, nous le répétons, les observations sont le plus souvent incomplètes.

Nous avons dit que l'anesthésie siégeait dans les parties frappées de paralysie. C'est en effet le cas le plus ordinaire. Dans nos observations personnelles, c'est un fait qui n'a pas souffert d'exception, et dans les observations recueillies de part et d'autre on le rencontre fréquemment. Nous le voyons ainsi occuper les membres inférieurs dans des cas de paraplégie, un seul membre dans les cas de localisation de la paralysie à un seul membre, une région même limitée des membres dans certains cas, où les accidents paralytiques ne sont eux-mêmes marqués que dans certaines régions ; c'est ainsi que nous voyons, dans une observation, la perte de la sensibilité, plus ou moins complète, occuper seulement la région deltoïdienne dans un cas de paralysie. d'abord généralisée à plusieurs membres, mais définitivement localisée dans le deltoïde.

Mais cette règle souffre des exceptions et on peut observer de l'anesthésie là où il n'existe aucun symptôme paralytique. Un cas signalé par M. le professeur Charcot et que nous rapportons en fait foi. Il s'agit d'un malade atteint de paraplégie complète en même temps que d'une anesthésie également complète. Cette perte de la sensibilité affecte, chez ce malade, la disposition suivante : peau de la cuisse gauche, du flanc gauche, de la plante du pied gauche, et enfin plaque anesthésique de la largeur de la paume de la main existant dans l'aisselle droite. Ainsi la perte de la sensibilité se remarque tout à la fois dans un des membres paralysés seulement et dans une région où on n'observe aucun accident paralytique.

L'anesthésie débute ordinairement brusquement, apparaissant en même temps que la paralysie. C'est ce qui s'est passé dans l'observation que nous venons de rapporter : la sensibilité avait disparu brusquement des membres inférieurs en même temps que la paralysie les envahissait ; les membres inférieurs, dit l'observation, n'existaient plus pour le malade. C'est ce que nous avons observé pour notre compte dans les observations où nous avons noté ce symptôme. L'anesthésie peut toutefois ne se déclarer que progressivement, s'annoncer par une sensation d'engourdissement bientôt suivie d'une obtusion plus ou moins complète dans la perception des sensations, obtusion qui arrive à l'anesthésie absolue ou peut demeurer incomplète.

Cette perte de la sensibilité persiste un temps variable.

Si nous nous reportons à nos observations, nous la voyons tantôt ne persister que quelques jours, quelques semaines, tantôt, au contraire, ne disparaître qu'au bout de plusieurs mois, d'autres fois, enfin, on peut la voir persister des années et même indéfiniment. Dans une de nos observations, nous voyons en effet la sensibilité reprendre ses caractères normaux vers le vingt-cinquième jour. Dans une autre, elle était abolie un an après le début de la maladie. Il s'agissait d'une petite fille de deux ans, atteinte de paralysie infantile et chez laquelle l'état de la sensibilité, examinée au moyen de l'électricité comme chez nos autres malades, fut trouvée en partie abolie aux membres inférieurs, tandis qu'elle parut normale aux membres thoraciques. Dans une observation de M. Charcot, la perte de la sensibilité a subsisté plusieurs années et existait du reste encore au moment de l'examen, c'est-à-dire cinq ans après le début de la maladie.

III. — Troubles de la motilité.

De tous les symptômes que peuvent fournir les modifications de la motilité, la paralysie est sans contredit tout à la fois le plus important et le moins contestable, c'est le symptôme qui prime tous les autres et qui imprime du reste à la maladie son caractère particulier. Mais à côté de cette modification négative de la motilité on peut trouver une modification positive, ou pour parler plus clairement à côté de la perte du mouvement, phénomène constant (nécessaire car il n'y a pas de paralysie infantile sans paralysie, conclusion paradoxale qu'on serait conduit à admettre cependant, si on acceptait tous les faits de Kennedy) on peut observer une exagération de la motilité se traduisant par des convulsions ou de la contracture. Ces symptômes que nous avons observés pour notre compte chez l'enfant et dont nous avons pu recueillir quelques observations chez l'adulte viennent dans notre sens trop bien compléter le tableau clinique que les accidents du côté de la sensibilité, ont déjà esquissé, et de plus trop nettement traduire avec les précédents, une irritation inflammatoire diffuse de la moelle pour que nous les passions sous silence et pour que nous ne nous arrêtions pas un moment à leur étude.

1° *Convulsions.* — Il n'est point d'auteur, que nous sachions, qui ait nié l'existence des convulsions au début de la paralysie, et quand on réfléchit à la fréquence de cet accident dans l'enfance, à la facilité avec laquelle ces petits êtres qui n'ont qu'un nombre limité de moyens de réaction entrent en convulsions, on est surpris de voir des médecins discuter sur le plus ou moins de fréquence de ce symptôme au début de la maladie et conclure qu'il n'est point aussi fréquent que les auteurs l'ont avancé. Pour nous, nous dirons avec Bouchut (1) : « les convulsions sont le plus souvent des troubles d'ordre réflexe, or, c'est dans l'enfance que les actes réflexes ont le plus d'importance ; alors que les actes conscients sont moins nombreux relativement à ceux de la vie inconsciente, alors que les centres cérébraux relativement moins développés exercent une influence modératrice moins efficace sur les centres spinaux, aussi a-t-on pu dire avec

1. Bouchut. *Traité des maladies des enfants.*

raison que chez les enfants la convulsion remplace le
délire, c'est-à-dire par exemple, que la réaction fébrile qui
chez l'adulte cause du délire causera des convulsions chez
l'enfant. » Nous ne rechercherons donc pas si les convulsions sont au début de la paralysie infantile plus ou moins
fréquentes, nous admettons leur existence a priori sur la foi
de nos devanciers et même leur fréquence, car là (et
surtout sur le second point) ne réside pas l'intérêt. Il nous
semble bien plus intéressant de voir si ces convulsions ne
présentent pas quelques caractères particuliers qui puissent
attirer l'attention des cliniciens vers la moelle et plus spécialement sur une région de l'axe médullaire ; on entrevoit
de suite que la localisation de ces convulsions jouera un
rôle important.

Tout d'abord, nous devons constater que la grande majorité des auteurs ne s'arrêtent pas sur les caractères de ces
convulsions, ils ne s'étendent pas sur leur description ;
beaucoup se bornant à noter leur existence sans commen-
taires.

Rilliet et Barthez leur assignent les caractères des convulsions éclamptiques ; Bruniche note simplement l'existence d'accidents convulsifs, cet auteur dit : « l'attaque
commence quelquefois par des convulsions ne différant en
rien des formes ordinaires, occupant une grande partie du
système musculaire, et notamment les muscles respiratoi-
res, s'accompagnant par conséquent de signes de conges-
tion, de cyanose, etc. », et quelques paragraphes plus
loin, il ajoute cependant : « les convulsions envahissent
souvent une étendue considérable du corps, mais elles sont
ordinairement plus violentes, dans les groupes musculaires

destinés à être, paralysés, que partout ailleurs. » Nous
croyons qu'il n'est point douteux que ce sont ces douleurs
localisées qui soient réellement importantes en ce sens
qu'elles constituent des symptômes qu'on peut rapporter à
une altération médullaire.

Laborde (1) semble avoir été poussé par une idée du
même ordre quand il écarte avec soin des symptômes de la
paralysie infantile les convulsions qui s'accompagnent de
phénomènes cérébraux et à admettre que « les convulsions
ont habituellement pour siège les membres ; il est
rare qu'elles se montrent à la face, cependant quelques
grimaces convulsives paraissent y avoir été quelquefois observées. » Il en donne une observation, « il s'agit
d'un jeune enfant de dix mois qui, commençant à marcher, fut pris subitement au milieu d'un bon état de santé
sans motif appréciable, d'un accident sur la nature véritable duquel des renseignements précis font défaut ; ce qui
paraît résulter de plus certain, au dire des témoins, c'est
que l'enfant eut comme une perte de connaissance com-
battue par des lotions et des frictions avec du vinaigre ;
que de plus ses membres furent le siège de quelques *mouvements convulsifs.* Quoi qu'il en soit, l'enfant devint dès
ce moment incapable de marcher. Actuellement le petit
malade a deux ans ; il est bien portant en apparence. Si
on le met sur ses jambes, il s'y tient quelques instants ;
mais aussitôt qu'il veut ou qu'on le fait se mettre en mouvement, il chancelle et tomberait s'il n'était soutenu.
L'impuissance motrice est prédominante du côté droit ; les

1. Laborde. *Loc. citato.*

muscles qui président à l'adduction du pied sont particulièrement frappés d'inertie. La contractilité électro-musculaire est, en effet, abolie dans le jambier antérieur et l'extenseur du gros orteil. Le pied est en conséquence entraîné
en dehors et relevé vers son bord externe ; il y a, en un
mot, un degré très notable de valgus. Il existe enfin une
atrophie marquée de la jambe du même côté. »

Ces convulsions sont toniques, elles rappellent les
spasmes convulsifs qu'on observe chez les sujets atteints
de myélite aiguë et qui se passent dans les muscles qui
seront frappés de paralysie.

Ces convulsions sont de courte durée, elles peuvent
n'apparaître qu'une seule fois, c'est le cas le plus ordinaire,
ou bien elles se répètent plusieurs fois et à des distances
plus ou moins éloignées.

2° *Contracture*. — La contracture, comme symptôme accompagnant le début de la paralysie infantile, n'a jamais été
niée d'une façon formelle par les auteurs qui ont écrit sur l'affection qui nous occupe, mais elle a été sérieusement discutée
et admise comme un fait très rare par Laborde. Cet auteur
pense que parmi tous les cas de contracture cités par ses
devanciers, beaucoup ne se rapportaient pas à la paralysie
infantile, et il les accuse d'avoir confondu dans leurs observations avec cette maladie des affections tout-à-fait différentes. Nous ne nions pas, dit-il, que la contracture ne
puisse exister au début de l'affection, mais le résultat de
notre observation personnelle nous autorise à affirmer
qu'elle est très rare et en même temps très passagère.

Le premier auteur qui ait attiré l'attention sur ce symptôme est Kennedy (1), dans l'article qu'il publia dans le *Dublin quaterly Journal of medicine;* il signale l'existence de la contracture, mais on doit reconnaître que les faits qu'il a apportés à l'appui de sa thèse sont peu concluants. Après avoir dit qu'en général on peut imprimer aux membres paralysés des mouvements dans tous les sens, sans que l'enfant s'en aperçoive, il ajoute que les choses ne se passent pas toujours ainsi, souvent il y a de la douleur que le moindre mouvement exaspère, et l'enfant ne souffre pas que l'on touche à son membre. Il peut arriver alors que le membre soit contracturé et maintenu dans une flexion forcée. Il cite comme exemple l'observation d'un enfant de trois ans et demi qui, sans cause connue se mit à boîter, et quelques jours plus tard fut pris d'une douleur vive dans le membre inférieur gauche, douleur siégeant principalement dans le genou. En même temps on notait un mouvement fébrile marqué, la peau était chaude, la langue saburrale, il y avait de la constipation. Au troisième jour les douleurs cessèrent et le membre fut paralysé, mais cette paralysie n'est que momentanée, et vers le sixième jour l'enfant put marcher difficilement d'abord, mais après deux ou trois jours aussi facilement qu'avant sa maladie.

S'agissait-il dans ce cas d'une paralysie essentielle de l'enfance et le médecin de Dublin ne s'était-il pas trouvé tout simplement en face d'un enfant atteint d'un rhumatisme articulaire ? c'était là l'idée qui venait tout d'abord à l'esprit et l'objection qui la première devait se produire. L'auteur ne s'arrête à cette idée que pour la rejeter aussi-

---

1. Kennedy. *Loc. citat*

tôt : il n'est pas très-rare de voir, dit-il, des douleurs très-
vives dans un membre, être suivies d'un état de paralysie
complète ou incomplète ; après la guérison du rhumatisme
articulaire aigu, par exemple, j'ai vu des malades se plain-
dre d'une grande faiblesse dans le membre qui avait été
particulièrement affecté. Il semble beaucoup plus probable que l'auteur a confondu avec la paralysie infantile
une maladie particulière que Chassaignac (1) décrivait en
1856 dans un mémoire inséré dans les Archives générales
de médecine ; cette affection se caractérise par une paralysie
survenant brusquement, toujours consécutive à un traumatisme qui peut du reste être léger, paralysie imcomplète
le plus souvent, siégeant ordinairement au membre supérieur, s'accompagnant d'une douleur vive d'abord et qui
s'atténue ensuite pour disparaître bientôt, sans aucune déformation du membre paralysé qui reste flasque et pendant
le long du tronc. Il n'est guère douteux que Kennedy
n'ait confondu la paralysie qu'il a appelée temporaire avec
l'affection que Chassaignac a dénommée : torpeur douloureuse des jeunes enfants.

Nous n'avons rappelé le fait de Kennedy que parce que
nous voyons Rilliet et Barthez l'accepter sans discussion,
il ne paraît pas, en effet, douteux à ces auteurs que dans
certains cas la paralysie infantile ne débutât pas des douleurs et de la contracture. L'observation de Kennedy est
rapportée tout au long dans leur traité des maladies des
enfants comme un exemple remarquable de ce mode de
début.

1. Chassaignac. *Arch. géné. méd.* 1856

Bierbaum (1) dans le mémoire qu'il publia en 1859 admet le début par la contracture comme possible sinon comme rare ; parmi les sept observations qui accompagnent sa monographie de la paralysie infantile il en cite deux comme s'étant annoncées au début par de la douleur et de la contracture. Nous devons dire qu'elles n'entraînent guère la conviction.

Bruniche (2) après Vogt de Berne admet que la paralysie de l'enfance peut être précédée de contractures. Elles figurent, à titre de véritables prodromes, se produisant brusquement, s'accompagnant de douleurs violentes et paraissant avoir siégé, autant qu'on en peut juger d'après le détail des observations, dans les muscles affectés plus tard de paralysie.

Vogt, et Bruniche partage sa façon de voir, différencie nettement les contractures qu'on peut rencontrer dans la paralysie infantile : la contracture qui n'est point un phénomène rare dans la période chronique de la maladie, mais il s'agit plutôt de rétraction, c'est-à-dire d'un phénomène passif et qu'on ne doit pas confondre avec la contracture du début, acte éminemment actif. Le médecin de Berne ne les confond pas, il appelle la première : contracture secondaire, consécutive, la seconde variété, la vraie contracture, la contracture primitive. Cette dernière s'accompagne parfois de douleurs le long de la colonne vertébrale et dans le membre affecté, son caractère le plus saillant, caractère qui la différencie nettement de la contracture consécutive, c'est qu'elle arrive toujours d'em-

1. Bierbaum. *Loc. citat.*
2. *Bruniche. Arch. méd.* 1860.

blée à son maximum, elle n'a pas de tendance à augmenter ni en intensité, ni en étendue, elle disparaît parfois après un temps très court. La seconde apparaît à une époque de la maladie assez variable, mais toujours tardive, dans cette période, dont les signes caractéristiques sont l'atrophie et la déformation.

Quand Bruniche a voulu passer à la description de la contracture et montrer à quelles déformations elle pouvait donner lieu, il trouva des contradicteurs qui avancèrent que l'auteur allemand avait confondu la paralysie infantile avec une affection bien différente : la contracture douloureuse des extrémités.

Nous reviendrons plus loin sur ce point au chapitre du diagnostic.

On connaît bien les caractères de la contracture en général, nous les retrouvons ici. Les muscles contracturés sont rigides, durs, raccourcis, et cela à des degrés divers ; au toucher le muscle peut donner aux doigts qui le pressent la sensation d'une dureté manifeste ou seulement d'un empâtement plus ou moins net.

Il en est de même du raccourcissement, il peut être marqué ou au contraire être nul ; c'est ce que n'admettait pas Erb quand il définissait la contracture : tout raccourcissement durable des muscles, amenant le rapprochement graduel de leur point d'insertion.

Mais c'est ce qu'admettent parfaitement et M. Dally (1) quand il caractérise la contracture, un état de rigidité avec ou sans raccourcissement, entièrement soustrait à l'action

1. Dally. *Assoc. pour. l'avanc. des sciences*, 1872.

de la volonté et entretenu par une lésion aiguë ou chronique des centres nerveux ; et M. Strauss (1) quand il dit : « la contracture est une contraction tonique, persistante et involontaire d'un ou plusieurs muscles de la vie animale. »

Par une traction légère, ou par un mouvement de flexion même peu prononcée, on détermine dans les muscles contracturés une douleur sourde, contuse.

La contraction volontaire est douloureuse et impossible ; en somme, toutes les modifications volontaires ou involontaires dans la longueur de la fibre musculaire sont douloureuses, pénibles et difficiles.

Tous ces caractères, nous les retrouvons chez la petite fille qui fait le sujet d'une de nos observations. Les membres inférieurs sont immobiles et dans l'extension ; ils ne sont le siège d'aucune douleur tandis que l'enfant est au repos. Les membres sont en outre rigides à des degrés divers, la rigidité est surtout marquée dans les segments du membre gauche où la contracture est plus forte. On ne parvient à fléchir la jambe sur la cuisse qu'au prix d'un effort assez considérable, la difficulté de relever le pied est plus grande encore. Ces mouvements forcés déterminent une douleur très vive, elle n'est pas occasionnée par la pression de la peau par la main, elle paraît siéger dans les masses musculaires. Les mouvements volontaires qu'on provoque par le chatouillement de la plante des pieds, mouvements du reste très limités, éveillent la même douleur.

Au point de vue des déformations que la contracture

1. Strauss. Thèse d'agrégation.

peut entraîner, on conçoit qu'elles doivent varier beaucoup suivant les fonctions que déterminent les muscles affectés. Il est des cas où la déformation n'existe pas, ou tout au moins la contracture n'entraîne pas de modification des rapports des différentes parties du corps entre elles. C'est ce qu'on peut observer, quand par exemple, les muscles de deux régions symétriques sont contracturés en même temps et avec la même force et s'annulent entre eux, le cas est fréquent pour les masses charnues qui s'étagent le long de la colonne vertébrale. Dans un autre cas, tout en intéressant certains muscles des membres, la contracture est peu intense et n'entraîne pas de raccourcissement des muscles et comme conséquence ne détermine pas de déformation.

Mais dans d'autres circonstances, des déformations existent véritablement, et nous le répétons, elles varient avec les muscles atteints.

Au cou, on a pu la voir maintenir la tête dans une rectitude extensive absolue, les différents muscles participant des deux côtés à la contracture.

Bruniche a observé la contracture aux membres supérieurs, et il décrit les déformations suivantes : on remarque une flexion prononcée de la main, dans les articulations du carpe et des doigts, dans les articulations métacarpophalangiennes ; le pouce est dans l'abduction forcée, et la main tout entière est portée dans l'abduction.

Aux membres inférieurs, l'extension paraît le type le plus habituel : extension de la cuisse sur le bassin, de la jambe sur la cuisse, du pied sur la jambe ; on a observé quelquefois la flexion de la cuisse sur le bassin. Si on se

rapporte au dire de Bruniche, on voit que les déformations du pied ont pu être très variées ; c'est ainsi qu'il décrit
le pied dans l'extension et dans la rotation en dedans, le
plan du pied regardant comme dans le varus ; le gros orteil
est fléchi et porté dans l'abduction ; il décrit en outre le
valgus, l'équin, etc.

La fréquence plus ou moins grande des contractures ini-
tiales ne sauraient être déduites du nombre trop restreint
de nos observations, mais elles nous paraissent devoir être
plus souvent observées que ne l'admet Laborde qui les
considère comme très rares et tout à fait exceptionnelles.
Ce qui nous fait penser ainsi est l'assertion d'un grand
nombre d'auteurs affirmant l'existence de la contracture
initiale, mais n'en citant pas, il est vrai, d'observation.

S'il paraît démontré que la contracture siège souvent
dans les muscles qui doivent être frappés de paralysie, il est
loin d'en être toujours ainsi et les exemples ne manquent
pas dans lesquels les muscles contracturés reprennent au
bout d'un certain temps toute leur intégrité.

La durée des contractures paraît assez variable, elles
peuvent dans certains cas ne persister que quelques heures,
dans d'autres cas, quelques jours seulement, quelquefois
quelques semaines, enfin il n'est point démontré que ces
contractures ne puissent persister indéfiniment.

3° *Paralysie.* — La paralysie offre un caractère remarquable, elle atteint dès son invasion son plus haut degré
d'étendue et d'intensité, au bout d'un certain temps on la
voit abandonner une partie des muscles qu'elle avait primitivement envahis et se localiser dans un nombre quelquefois très restreint de muscles.

Au début, dès son apparition, on peut voir la paralysie être généralisée non seulement aux muscles des quatre membres, mais encore occuper les muscles du cou et du tronc.

Elle apparaît généralement d'une façon brusque et soudaine, cependant Duchenne (de Boulogne) admet qu'elle peut débuter d'une façon progressive au lieu d'éclater tout à coup au milieu des principaux symptômes que nous avons décrits. « Quelquefois, dit Duchenne, mais rarement la paralysie a débuté par de la faiblesse, elle est arrivée graduellement à son maximum. Ainsi, l'enfant qui, après la cessation de la fièvre initiale, avait exécuté normalement tous ses mouvements, remue d'abord avec une difficulté de plus en plus grande, un de ses membres ou ses membres, et en deux ou trois semaines, ils deviennent tout à fait inertes. »

La paralysie affecte une modalité assez variée dans sa distribution, cependant on la voit de préférence envahir certaines régions plutôt que d'autres. On peut la voir, comme nous l'avons dit, généralisée, ou bien n'occuper que les membres inférieurs sous forme de paraplégie, ou n'occuper qu'un membre inférieur, le droit ou le gauche, de préférence ce dernier, ou les deux membres inférieurs et un membre supérieur, ou affecter le mode croisé, c'est-à-dire occuper le membre supérieur d'un côté et le membre inférieur du côté opposé. Elle peut aussi être localisée dans un des membres supérieurs, ou bien dans les muscles du tronc et de l'abdomen.

Enfin il est une dernière forme que la paralysie peut revêtir, je veux parler de la forme hémiplégique, mais elle est beaucoup plus rare, à tel point que certains auteurs ne l'acceptent qu'avec hésitation et que d'autres la rejettent complètement du cadre symptomatique de la paralysie infantile.

Duchenne (de Boulogne (1), ne l'a observée qu'une fois sur les soixante observations qu'il rapporte.

Nous donnons du reste le tableau de la répartition de la paralysie dans les soixante-deux cas.

3 paralysies généralisées ;

9 paraplégies ;

1 hémiplégie ;

2 paralysies croisées (membre supérieur droit et inférier gauche) ;

25 paralysies du membre inférieur droit ;

7 paralysies du membre inférieur gauche ;

10 paralysies du membre supérieur droit ou gauche ;

2 paralysies latérales du membre supérieur ;

1 paralysie des muscles du tronc et de l'abdomen.

Dans sa localisation aux membres, la paralysie frappe de préférence certains muscles et on a pu dresser un tableau qui indique avec une exactitude assez grande la fréquence avec laquelle certains muscles sont frappés. Ainsi au membre supérieur la paralysie atteint le plus souvent : le deltoïde, le triceps, l'extenseur commun des doigts, l'extenseur propre du pouce, le court supinateur, les interosseux, les muscles des éminences thénar et hypothénar ; au membre inférieur : le triceps crural, le tenseur du *fascia-lata*, le long péronier latéral, le jambier antérieur, l'extenseur

____

1. Duchenne (de Boulogne), *loc. citat.* p. 396.

commun des orteils, l'extenseur propre du gros orteil.

D'une façon générale on peut dire que le membre inférieur est beaucoup plus souvent pris que le supérieur ; et
que les muscles les plus fréquemment atteints sont par or -
dre de fréquence : les péroniers et l'extenseur propre du
pouce, puis le jambier antérieur et l'extenseur commun ;
d'où la fréquence du pied bot varus équin par prédomi-
nance des muscles jumeaux, soléaires et fléchisseurs.

Contractilité électro-musculaire. — Un des caractères
importants de la paralysie infantile, et cela aussi bien au
point de vue du diagnostic que du pronostic, est l'état de
la contractilité électro-musculaire. Duchenne lui faisait jouer
le plus grand rôle.

Dans toute paralysie infantile examinée avant l'atrophie,
c'est-à-dire dans les vingt-cinq ou trente jours qui suivent
la période aiguë, on constate que, dans les groupes musculaires paralysés, l'excitabilité a complètement disparu
pour les courants faradiques et qu'elle est restée normale
ou légèrement diminuée, pour les courants galvaniques.

Mais au début, dans la période aiguë que nous étudions,
il n'en est plus de même, nous devons avoir, et nous avons
en réalité les réactions électriques de la myélite aiguë,
c'est-à-dire hyperexcitabilité aux courants faradiques et
galvaniques.

Benedikt qui a eu occasion d'examiner un certain nombre de paralysies spinales de l'enfance à cette période, et
qui en a fait au point de vue électro-thérapique une étude
attentive admet cette hyperexcitation aux deux espèces de
courants électriques, elle durerait quarante-huit heures.

Mais on conçoit que si l'état inflammatoire aigu de la

moelle persiste, on aura les mêmes réactions pendant toute
sa durée, c'est ainsi que dans une de nos observations
nous avons observé cette hyperexcitabilité au quinzième
jour de la maladie. Ce fait n'implique en rien l'inutilité de
l'interrogation des muscles par les courants, ce mode d'investigation conserve au contraire toute sa valeur, car il est
rare que le processus inflammatoire ait envahi toute l'é-
paisseur d'un segment médullaire, c'est ce qui est facile de
constater par nos observations qui ne présentaient le plus
souvent, tout au moins chez l'enfant, qu'un tableau incom-
plet d'une myélite généralisée, et dès lors les éléments de
la moelle (grandes cellules motrices des cornes antérieures
surtout) étant frappés à des degrés différents, il est naturel
que les muscles qui viennent puiser dans ces éléments leur
innervation répondent différemment aux courants électriques faradiques ou galvaniques. On peut voir ainsi des
muscles donner la réaction de la myélite aiguë diffuse
ou tout au moins accuser une hyperhémie médullaire, et
d'autres accuser les réactions propres à la paralysie infantile. C'est le fait que nous avons pu observer nettement
chez la petite fille qui fait le sujet de notre seconde
observation. En interrogeant les muscles de la cuisse
droite, on les vit se tétaniser sous l'influence du courant,
par contre les muscles péroniers de la jambe gauche ne ré-
pondirent pas à l'excitation par les courants faradiques.
Se basant sur ce caractère, et en considération de la fréquence avec laquelle la maladie frappe les muscles de la région antéro-externe de la jambe. M. le professeur Grancher
n'hésita pas à porter le diagnostic de paralysie infantile (1).

1. Clinique du 19 décembre 1885.

Duchenne a eu l'occasion d'observer un enfant au troisième jour de sa maladie, il a vu la contractilité ne disparaître qu'au septième jour ; il a pu faire la même observation dans plusieurs circonstances ce qui l'a autorisé à admettre qu'un muscle répondant encore au huitième jour à l'excitation faradique n'était point condamné à disparaître, qu'il devait au contraire, retrouver sa motilité ultérieurement.

D'après Leyden, dans les cas récents on trouverait quelquefois la réaction dégénérative, c'est-à-dire la contractilité électro-faradique abolie ou fortement diminuée, la contractilité électro galvanique exagérée.

Actes réflxes. — M. Laborde a recherché l'état des mouvements réflexes à une époque aussi rapprochée que possible du début, il l'a pu observer dans quatre circonstances différentes, dans deux cas il a constaté une abolition complète des mouvements réflexes ; dans un troisième cas le pouvoir réflexe paraissait seulement diminué ; enfin dans le quatrième cas il n'avait subi aucune modification appréciable.

Cependant dans la grande majorité des cas, et tous les auteurs s'accordent sur ce point, les réflexes sont abolis. C'est ce que nos observations personnelles nous ont permis de vérifier.

Troubles des organes génito-urinaires. — Nous avons trouvé relatés dans plusieurs observations ayant trait aussi bien à des enfants qu'à des adultes des troubles du côté de la vessie, des organes génitaux et du rectum. Tantôt nous avons noté une contracture des sphincters, tantôt une paralysie, nous avons pu ainsi observer de la

rétention ou de l'incontinence d'urine, de même que la constipation ou un relâchement paralytique du sphincter anal.

On comprend que chez l'enfant il soit souvent assez difficile d'être renseigné sur l'existence véritable de ces symptômes, de savoir s'ils sont volontaires ou non. Dans le cas
que nous avons eu sous les yeux, la mère de l'enfant affirmait qu'avant de tomber malade il était très propre et ne
souillait jamais sa couche. Ce petit malade avait trois ans
et était très intelligent.

Dans plusieurs cas la rétention d'urine paraît réelle car
dans ces cas le cathétérisme a été nécessaire.

On a cité dans la période aiguë de la maladie des troubles de l'urine consistant en dépôts calcaires ; mais les
observations de Heine tendent à faire rejeter le fait, car cet
auteur a toujours trouvé les urines normales ; de son côté
Laborde a cherché en vain les altérations de ce liquide.

Enfin, dans une observation nous avons vu noter des
troubles du côté des organes génitaux. Pendant trois mois
le malade n'avait pas eu d'érections.

ÉTAT DE LA TEMPÉRATURE DES MEMBRES PARALYSÉS. —
La plupart des auteurs signalent l'abaissement de la
température des membres paralysés. Beaucoup ne font pas
mention de la période de la maladie où ils observaient. Il
est probable que dans le cas que rapporte Heine, et dans
lequel on avait relevé une différence de température de 4°
degrés au préjudice du membre paralysé par rapport à son
congénère, il s'agissait d'une période avancée de la maladie. Dans notre cas particulier, au quinzième jour de
la maladie la température du membre paralysé était inférieure de 1° à celle du membre sain.

No us n'avons pas eu à vérifier un fait qu'on a signalé : la faiblesse des pulsations artérielles dans le membre malade.

Enfin, dans une observation, nous avons vu relater la présence d'une petite eschare dans la période aiguë. Elle n'a eu du reste qu'une durée très courte.

Durée. Terminaison. — La durée de cette période est très variable, car si nous nous reportons à nos observations, nous la voyons quelquefois durer un temps à peine appréciable; d'autres fois au contraire elle peut se prolonger davantage, quelques jours jusqu'à quelques semaines. Dans une de nos observations, nous l'avons vue durer un mois ; on doit reconnaître que c'est là un fait rare et que les symptômes d'irritation médullaire ne se prolongent pas ordinairement au-delà de quelques jours.

Chez l'adulte, il n'est point rare, au contraire, de voir cette période se prolonger un temps plus long ; nous avons vu des exemples nombreux où ces symptômes de début ne se sont amendés qu'au bout de plusieurs semaines. Il est exceptionnel de ne les voir durer que quelques jours. Ils sont donc en même temps plus prolongés et plus intenses que chez l'enfant.

Les symptômes prémonitoires apparaissent, comme nous l'avons vu, brusquement; ils atteignent de suite ou très rapidement leur maximum d'intensité, ils s'atténuent progressivement pour disparaître enfin en ne laissant souvent aucune trace de leur passage.

DIAGNOSTIC

Dans le tableau que nous venons de tracer des symptômes de la période de début de la paralysie infantile, on
peut voir que les analogies sont grandes et que la ressemblance est même quelquefois absolue entre la période inflammatoire et la myélite aiguë commune. On retrouve, en
effet, tous les symptômes de cette dernière affection et en
particulier de son type le plus commun, la myélite dorso-
lombaire. Il ne nous semble donc point douteux qu'on ne
soit là en face d'une extension de l'inflammation aux différentes parties de la moelle, extension plus ou moins considérable suivant les cas. L'examen de nos observations
nous montre, en effet, assez rarement des cas où l'ensemble
symptomatique soit aussi complet que dans la myélite aiguë,
et à part deux ou trois observations où l'identité ait été véritablement parfaite, toutes les autres ne nous ont présenté
qu'une ébauche du tableau symptomatique de l'inflammation aiguë diffuse de la moelle. Toutefois, même dans ces cas
les analogies sont assez grandes pour montrer qu'il s'agit
d'un processus de même nature, les différences n'existant
que dans une étendue plus ou moins considérable. Nous
assistons au premier acte d'un drame dont le dénouement
malheureux sera ou la désintégration complète du tissu
médullaire ou une altération localisée aux cornes antérieures. Nous sommes en face d'une diffusion de l'inflammation se produisant avec une intensité et dans une éten-

due variable car les symptômes que nous observons nous montrent la propagation de l'inflammation, tantôt à toute l'épaisseur d'un segment de la moelle, tantôt aux cornes postérieures, ou aux cordons antéro-latéraux.

Cette affirmation de l'existence d'une période myélitique n'est pas une simple vue de l'esprit car, outre la clarté des faits que nous apportons et qui plaide assez éloquemment mais l'opinion du plus grand nombre des auteurs, et en particulier celle du professeur Vulpian, viennent confirmer cette thèse. Ce maître, en face d'un cas type de paralysie infantile, qui avait été précédée de quelques-uns des symptômes que nous avons rapportés, entr'autres de convulsions, pouvait dire que « chez cet enfant on avait observé d'abord une myélite suraiguë qui a donné lieu aux convulsions, puis la myélite s'était circonscrite peu à peu et avait fini par se limiter à une portion des cornes antérieures de la substance avec un peu de retentissement sur les faisceaux antérieurs de la moelle. »

Le diagnostic différentiel avec la myélite aiguë diffuse, découle de ces considérations ; ce ne sera qu'affaire d'appréciation de l'intensité des symptômes.

Pour ce qui est du diagnostic avec la méningite spinale aiguë on peut énoncer ce que le professeur Jaccoud (1), dit à propos du principe de la myélite aiguë et de la méningite : « c'est une subtilité ou une question de prépondérance dont il s'agit quand on veut établir le diagnostic différentiel, dans un grand nombre de cas : quand il y a myélite il existe de la méningite. » Cela reste vrai, dans le cas

1. Jaccoud. *Pathologie médicale.*

particulier, car il n'est point douteux que quelques-unes de nos observations ont présenté des symptômes implicables à l'inflammation des méninges. Nous devons ajouter cependant que le diagnostic devient possible dans le cas où les symptômes de méningite sont très intenses ; c'est ce qui arrive, du reste, aussi pour la myélite centrale qui ne s'accompagne pas de myélite.

En dehors de ces affections, il en est un nombre assez considérable, d'autres qui sans avoir rien de commun dans leur pathogénie avec celle qui nous occupe peuvent présenter dans certains cas une similitude de symptômes qui puisse rendre le diagnostic hésitant.

Dans les cas où le symptôme *fièvre* domine la scène on pourra croire à une fièvre éphémère si fréquente chez les enfants. Il n'est pas rare, en effet, et tout étudiant qui a fréquenté pendant quelque temps un hôpital d'enfants a pu constater le fait, de voir des enfants présenter tout à coup sans cause souvent bien appréciable une élévation très marquée de la température (39°, 39°,5) et s'accompagnant d'abattement, de somnolence paraissant indiquer un état général inquiétant et cependant souvent douze, quelquefois vingt-quatre heures plus tard tout est rentré dans l'ordre et l'enfant a repris sa tranquillité et ses jeux.

On peut être amené quelquefois à penser à une *fièvre continue*, c'est alors sur la marche ultérieure de la maladie qu'on se basera pour établir le diagnostic exact.

On pourra de même songer à une *méningite aiguë* dans les cas où cette maladie débute sans prodromes, mais l'hésitation ne pourra pas être de longue durée et les symptômes propres à la méningite apparaîtront bientôt et lèveront tous les doutes (vomissements, constipation, délire pouvant alterner avec le coma, soubresauts des tendons, céphalalgie très vive, etc.).

La maladie pourrait aussi simuler le début d'une *fièvre éruptive*, mais l'incertitude serait courte, les symptômes prémonitoires spéciaux à chacune de ces pyrexies mettraient sur la voie, et l'éruption fixerait définitivement le diagnostic.

Mais il existe des douleurs, de la contracture localisées soit à la colonne vertébrale, soit dans un membre et on peut se trouver alors quelquefois devant un tableau symptomatique offrant avec un assez grand nombre de maladies une certaine analogie.

RHUMATISME. — 1° *Rhumatisme articulaire aigu.* —
La difficulté n'existe guère que dans la première enfance et à cet âge on doit reconnaître que cette affection est rare ; néanmoins on la rencontre, et nous allons montrer que dans certaines circonstances le diagnostic est entouré de grandes difficultés.

Dans la seconde enfance, la maladie devient plus fréquente, mais elle revêt en même temps les caractères du rhumatisme articulaire de l'adulte et les difficultés s'aplanissent. Dans le jeune âge, chez les enfants au-dessous de quatre et cinq ans le rhumatisme articulaire aigu peut, il est vrai, revêtir la forme observée chez l'adulte, il peut être polyarticulaire, soit qu'il envahisse d'emblée un grand nombre d'articulations, soit qu'il saute d'une articulation à une autre et représente le caractère ambulatoire typique chez l'adulte ; d'un autre côté les articulations affectées peuvent présenter un aspect particulier qui attire et fixe l'attention : empâtement de la région, coloration rosée de la peau, douleur, épanchement dans l'articulation, mais c'est là l'exception. Le rhumatisme peut fort bien être limité à une articulation et aucun symptôme objectif n'attirer l'attention de ce côté. M. Bouchut (1) en cite un exemple remarquable : il s'agit d'un enfant âgé de quelques mois qui tombe subitement malade ; on constate de la fièvre, en même temps un des bras est douloureux dans toute son étendue, pas de gonflement appréciable, aucun signe objectif marqué, l'enfant meurt en quelques jours et à l'autopsie on trouve l'articulation scapulo-humérale remplie de pus.

2° *Rhumatisme musculaire.* — La difficulté peut être aussi grande. Nous citerons un exemple emprunté à West (2), pour montrer combien il peut être malaisé de différencier cette affection d'une maladie de la moelle ou de ses enveloppes, ou d'un mal de Pott : « J'eus l'occasion dit le médecin anglais, de voir un enfant entre 4 et 5 ans, qui se plaignait depuis deux ou trois jours, de raideur dans le cou, avec exacerbation le soir. L'enfant paraissait tout à fait malade et languissant ; il ne remuait qu'avec précaution, comme s'il craignait le moindre choc ; les épaules élevées, la tête un peu penchée en arrière et tenue avec grand soin immobile ; il se plaignait amèrement de toute tentative faite pour plier le cou et disait que la pression sur les parties supérieures de l'échine lui causait beaucoup de douleur. L'aspect et la manière d'être de ce garçon étaient précisément ceux d'un malade atteint d'une

1. Bouchut. *Maladies des nouvaux-nés.*
2. West. *Maladies des enf.*

affection des vertèbres cervicales et un chirurgien de très grande expérience qui le vit avec moi exprima la crainte très sérieuse qu'il ne s'agît d'un mauvais cas, bien qu'il restât indécis sur la présence de la maladie dans la moelle épinière ou dans les vertèbres cervicales. J'eus une opinion très défavorable de cette maladie et je fus très surpris d'apprendre plus tard qu'après l'application de quatre sangsues à la partie supérieure du cou, l'enfant s'endormit d'un sommeil qui dura toute la nuit et s'éveilla le lendemain matin avec la faculté complète de mouvoir les muscles du cou, n'éprouvant aucune douleur dans les mouvements de la tête, ne se plaignant d'aucune sensibilité morbide de l'épine dorsale. J'ai depuis rencontré plusieurs cas à peu près semblables que je crois d'origine rhumatismale. »

Torpeur douloureuse des jeunes enfants. — Si on se reporte aux caractères de cette maladie dont la description est due à Chassaignac (1), on voit que toujours elle reconnaît pour cause un traumatisme, le plus habituellement c'est une chute ou un choc violent, dans la grande majorité des cas, c'est une traction brusque exercée sur le membre. Le membre est dans un état de paralysie incomplète, la douleur qui est vive et spontanée au début ne se manifeste plus au bout d'un petit nombre de jours qu'à la pression et dans ce cas il est souvent facile de s'assurer que cette douleur correspond avec une pression sur un tronc nerveux. L'affection siège presque exclusivement au membre supérieur ; sur les quatorze observations, que Chassaignac rapporte dans son mémoire une seule fois le membre inférieur

---

1. Chassaignac, *Loc. citato.*

est affecté. La maladie a une durée très courte, elle diminue progressivement et au bout de quelques jours le membre malade a repris tous ses mouvements.

On peut rapprocher de cette affection les paralysies éphémères de Jules Simon et quelques cas que Kennedy a décrits sous le nom de paralysie temporaire.

Coxalgie. — Le diagnostic ne peut être embarrassant que quand la maladie s'éloigne du type classique, autrement les signes bien connus et fixes de la maladie ne permettent pas le doute. Mais dans des cas rares elle peut entraîner tout le cortège des troubles généraux accompagnant les phlegmasies : fièvre pouvant aller jusqu'au délire ; mais ces troubles généraux s'amendent vite et ne laissent subsister que les symptômes locaux qui peuvent consister en douleurs vives, en contractions spasmodiques du membre. Dans ces cas on pourra se baser sur certains symptômes comme l'épanchement dans l'articulation qui existe souvent, la tuméfaction de la racine du membre, l'élévation du pli fessier, le déplacement caractéristique du membre : allongement apparent, demi flexion, abduction et rotation en dehors, enfin des douleurs souvent très-vives dans le genou.

Contracture des extrémités. — Le début de la paralysie infantile avec contracture, peut présenter dans certains cas quelques analogies avec la contracture douloureuse des extrémités, mais on peut dans la grande majorité des cas éviter la confusion. La contracture des extrémités a une marche bien caractérisée : début par les membres supérieurs, extension rapide le plus souvent aux membres inférieurs, la symétrie des déformations et le caractère spécial

de ces déformations à la main surtout (main d'accoucheur)
ne permettront pas de confondre les deux affections.

Cependant Laborde accuse Bruniche et Vogt d'être tom-
bés dans cette erreur. Pour cet auteur tous les cas de
contracture initiale dans la paralysie infantile rapportés par
Bruniche doivent rentrer dans la contracture douloureuse
des extrémités. Il est permis de croire à l'exagération de
cette opinion.

Contracture hystérique. — L'hystérie est relativement
rare chez l'enfant, cependant on l'observe quelquefois ; si
l'on se reporte au tableau que Bernutz a dressé de la
fréquence de cette névrose aux différents âges, on voit, en
effet, que sur un total de 820 cas, 228 fois elle s'est
rencontrée chez l'enfant jusqu'à l'âge de quinze ans.

M. Jules Simon a signalé chez les petites filles de cinq
à six ans un état de contracture qui ne pouvait être attri-
bué qu'à l'hystérie naissante.

Si l'erreur est possible, c'est surtout dans les cas où la contracture siège au membre inférieur et principalement quand
elle immobilise le pied dans une situation qu'on rencontre
le plus souvent comme type de déformation dans la paralysie spinale de l'enfance, le pied bot varus équin.

Mais fréquemment la contracture a été précédée d'une
attaque, et souvent on retrouve les autres symptômes caractéristiques de l'état hystérique. On pourra toujours en
dernier ressort recourir à la chloroformisation.

Paralysie diphthéritique. — Dans la grande majorité
des cas on pourra se baser sur les antécédents, sur
l'existence d'une angine ou de quelque autre manifestation
diphthéritique. Il est des cas cependant où l'angine est

assez bénigne pour ne pas attirer l'attention et pour passer inaperçue.

Mais la paralysie affecte dans sa marche des caractères qui ne permettront pas la confusion : la paralysie des membres sera le plus souvent précédée d'une paralysie du voile du palais qui se traduira par du nasonnement et le rejet des boissons par le nez.

Sa marche progressive envahissant d'abord les membres inférieurs, puis les membres supérieurs, sa mobilité, ne sont point là les caractères de la paralysie de l'enfance. On pourra encore noter quelquefois des troubles du côté des muscles moteurs et accommodateurs de l'œil.

Paralysies cérébrales. — Les affections cérébrales telles que l'hydrocépahlie, la sclérose, les tubercules cérébraux, l'hémorrhagie méningée peuvent donner lieu à des paralysies. Mais dans ces cas, il s'y joint des accidents cérébraux portant sur les sens, sur l'intelligence, et on note presque toujours des vertiges, des vomissements, des attaques épileptiformes, quelquefois de l'hémiplégie faciale.

Enfin, l'exploration électro-musculaire rendra ici de grands services. C'est ce qui nous amène à dire quelques mots de ce moyen de diagnostic.

On ne pourra recourir à ce mode d'investigation que quand les symptômes inflammatoires seront amendés ; mais comme dans beaucoup de cas ces symptômes s'amendent très-vite il s'ensuit que l'exploration électrique pourra donner de précieux renseignements à une époque très-rapprochée du début. On pourra alors hésiter entre les maladies suivantes :

Paralysie hémiplégique d'origine cérébrale.

Paralysie hystérique.

Paralysie rhumatismale.

Contusion ou traumatisme des plexus nerveux.

Traumatisme des troncs nerveux.

Dans la paralysie hémiplégique, dans la paralysie hystérique et dans la paralysie rhumatismale, l'excitabilité faradique et galvanique restent normales, tant qu'il n'y a pas de troubles de nutrition des muscles. En outre, Duchenne (de Boulogne) a remarqué que dans la paralysie hystérique, la contractilité faradique et galvanique restant intactes, la sensibilité électro-musculaire est au contraire diminuée ou même abolie et cela alors même que la sensibilité électro-cutanée est augmentée.

Le doute ne peut donc subsister que pour les contusions des plexus nerveux (traumatisme de l'épaule) ou les lésions traumatiques des cordons nerveux périphériques; dans ces deux cas, en effet, la contractilité faradique disparaît très-vite.

Dans les contusions du plexus nerveux, on voit très-rapidement survenir la paralysie et l'atrophie. Mais, dans ces cas, la contractilité galvanique s'affaiblit très-vite, tandis que dans la paralysie infantile elle reste assez longtemps normale.

Lorsqu'un traumatisme endommage les nerfs moteurs, la contractilité galvanique est augmentée au début, mais elle s'affaiblit beaucoup plus tôt que dans la paralysie infantile, avant même qu'il y ait trace d'atrophie.

PRONOSTIC

La généralité des auteurs admettent que la paralysie infantile ne compromet pas l'existence, et dans les cas rares où l'autopsie a pu être faite à une époque relativement rapprochée du début (cas de M. Damaschino), les enfants avaient succombé à d'autres affections. Faisant allusion aux symptômes du début, Duchenne (de Boulogne) fils avance que jamais ces accidents ne sont assez graves pour entraîner la mort. Cependant Bruniche, et il y a quelques années aussi Holmes Coote, ont conclu dans un sens opposé et ont admis d'une façon formelle que la paralysie infantile à sa période de début pouvait comporter un dénouement fatal. Aucun fait n'est venu confirmer cette opinion, mais on doit dire que rien non plus n'invite à la rejeter *a priori*, et, étant donnée la nature de l'affection, on n'est point poussé à adopter une telle conclusion comme impossible.

On peut se demander s'il est permis de tirer du début de la maladie et des symptômes qui l'accompagnent, des signes capables de faire préjuger avec quelque certitude de la gravité des accidents consécutifs. Il n'est pas démontré qu'il y ait une relation intime entre la violence des phénomènes primitifs et l'intensité des phénomènes consécutifs.

Pour Laborde, une fièvre initiale bien caractérisée s'allie

à une généralisation complète des phénomènes paralytiques du début ; mais à cette généralisation ne correspond pas l'atteinte ultérieure d'un plus grand nombre de muscles. Dans certains cas, on voit la maladie débuter par une fièvre très violente et la paralysie s'étendre à un nombre considérable de muscles, et rester localisée dans le plus grand nombre d'entre eux ; d'autres fois avec une fièvre d'une intensité aussi considérable, le nombre des muscles primitivement paralysés est aussi grand, mais on voit l'atrophie se localiser sur quelques-uns seulement.

Les convulsions généralisées au début pourront dans certains cas assombrir le pronostic en ce sens qu'elles peuvent impliquer un état cérébral qui doit nécessairement aggraver la situation ; mais c'est là, en somme, un fait exceptionnel, et les convulsions ne paraissent pas avoir joué un rôle quelconque dans l'évolution de la maladie.

Les douleurs même intenses qui accompagnent le début de la paralysie infantile ne paraissent pas avoir une valeur pronostique réelle ; il n'est point douteux que des paralysies très bénignes dans leurs conséquences ultérieures ont été cependant marquées au début de douleurs vives et d'un ensemble de symptômes inquiétants ; par contre, l'affection a débuté dans certains cas au milieu d'un appareil symptomatique assez peu marqué pour passer inaperçu, et on l'a vue être suivie de désordres très graves, l'atrophie ayant frappé un grand nombre de muscles.

Les spasmes convulsifs, la contracture pourraient avoir une certaine importance pronostique, en ce sens qu'ils pourraient indiquer dans certains cas les muscles qui seront frappés de paralysie ; c'est une règle qui n'est point générale :

dans les cas que nous avons pu observer, elle ne s'est pas
vérifiée, mais cependant c'est un point qui ne semble pas
contestable aux auteurs. On n'en pourra en tous cas
tirer qu'un pronostic à courte échéance, car on sait, et c'est
là un des caractères propres à cette maladie, que les muscles primitivement frappés de paralysie ne sont pas irrévo-
cablement condamnés. Cette question définitive ne pourra
être résolue que par l'exploration électrique et par ce seul
moyen.

C'est là un progrès réellement magnifique réalisé par
Duchenne (de Boulogne). Si l'on veut se rendre un compte
exact de la valeur que l'auteur de l'électrisation localisée
accordait et à juste titre à ce procédé d'investigation on
pourra lire les lignes suivantes : « qu'on me suppose, par
exemple, en présence de plusieurs cas de paralysie atrophique de l'enfance datant de quelques jours, un demi à
un septenaire, et qui se ressemblent non-seulement par
l'étendue et par la localisation de la paralysie, mais aussi
par les symptômes qui l'ont précédée ou accompagnée.
L'exploration électro-musculaire m'apprendra alors : qu'ici
la paralysie est légère et qu'elle guérira promptement, sans
laisser de traces ; que là, au contraire les muscles ou la
plupart d'entre eux sont menacés d'atrophie et de dégénérescence granuleuse ou graisseuse. Dans d'autres cas, elle
me permettra d'annoncer que la plupart des muscles re-
trouveront, avec le temps, leur motilité, mais qu'un certain nombre d'entre eux s'atrophieront à des degrés divers
et que l'altération de texture se localisera dans un muscle
ou dans quelques muscles, ce qui fera prévoir telle ou telle
déformation des membres, tel ou tel pied bot. »

La gravité du pronostic est en raison directe du degré de la lésion nerveuse qui doit produire l'atrophie ou l'altération graisseuse des muscles paralysés. L'exploration électro-musculaire peut seule indiquer le degré de la lésion nerveuse. Plus la contractilité sera diminuée, plus le muscle s'atrophiera et subira la dégénérescence granulo-graisseuse. Dès lors suivant qu'un muscle répondra peu ou point du tout à un fort courant faradique on pourra conclure qu'il récupérera plus ou moins de ses fonctions ou qu'il les perdra définitivement. De ce qu'un muscle ne répondait par aucune espèce de contraction aux courants les plus forts et même à l'électro-puncture, Duchenne n'en concluait pas cependant à son atrophie et à sa dégénérescence fatale, « car, dit-il, pour être physiquement certain que la contractilité électro-musculaire est complètement éteinte il faudrait que je puisse voir le muscle à nu, au moment de la recomposition électrique. » Néanmoins on pourra avancer qu'un muscle se présentant dans ces circonstances est fatalement voué à l'atrophie définitive.

D'autre part, on conçoit que la gravité du pronostic doit varier avec les muscles atteints, le pronostic s'assombrit selon que la paralysie doit persister sur certains muscles plutôt que sur certains autres, car il est en raison directe de l'importance des fonctions des muscles atteints. C'est pourquoi Duchenne émettait une opinion qui au prime abord pouvait paraître paradoxale, à savoir que dans certains cas il était préférable, au point de vue des déformations, de voir un grand nombre de muscles paralysés : c'est ainsi, disait-il, qu'il est préférable que tous les muscles moteurs du pied sur la jambe soient paralysés que de voir la paralysie n'atteindre que quelques-uns d'entre eux, ce qui permettrait aux antagonistes des muscles paralysés de fixer le pied dans une attitude très-défectueuse pour la marche.

TRAITEMENT

De tout ce que nous avons exposé dans ce travail, il ressort clairement qu'on se trouve en présence d'un état inflammatoire aigu de la moelle, dès lors le but du médecin est tracé : tout l'effort thérapeutique doit tendre à lutter contre ce travail pathologique, à en limiter l'extension sinon à en arrêter la marche. Il est nécessaire d'agir vite et puissamment.

C'est à une médication antiphlogistique énergique qu'on devra tout d'abord recourir. On appliquera le long et sur les côtés de la colonne vertébrale et principalement sur les points correspondant aux régions de la moelle qui président à l'innervation des parties paralysées, des sangsues ou mieux des ventouses scarifiées.

Révulsion puissante sur ces mêmes points au moyen du fer rouge : on appliquera des pointes de feu qu'on pourra du reste renouveler.

On pourra recourir aux vésicatoires, vésicatoires volants et de petite dimension chez les enfants.

On a conseillé de faire sur la colonne vertébrale avec la teinture d'iode ou mieux avec le crayon Limousin une éruption artificielle d'une assez longue durée ; c'est dans le même but qu'on a préconisé les frictions avec l'huile de croton.

On a conseillé aussi, comme un moyen puissant, de donner tous les jours un bain d'air chaud d'une durée de trois à cinq minutes. (J. Simon).

A titre de moyen adjuvuant on pourra envelopper les membres inférieurs dans de l'ouate saupoudrée de farine de moutarde qu'on change matin et soir.

Il sera bon d'exercer une action dérivative sur le canal intestinal au moyen de purgatifs appropriés.

Le calomel a joui d'une grande faveur et Kennedy et West lui ont rapporté de nombreux cas de guérison.

On ne doit recourir à l'emploi de l'électricité qu'au moment ou les symptômes inflammatoires se sont amendés. Cependant on a conseillé dans cette période les courants galvaniques continus à cause de leur action bien connue sur la circulation des centres nerveux.

OBSERVATIONS

Observation 1 (Personnelle).

Paralysie infantile. Début douloureux.
(Observation recueillie dans la clientèle particulière de M. le professeur Grancher).

Henri S..., 4 ans 1/2. Les antécédents héréditaires sont excellents ; le père et la mère jouissent d'une excellente santé ; une sœur du petit malade est également bien portante.

La maladie a débuté il y a un an, et s'est annoncée par des douleurs très violentes dans les bras, les jambes et la région de la nuque. Les douleurs localisées dans la nuque et les bras durèrent de huit à dix jours, les douleurs des jambes persistèrent peudant trois semaines. Il n'y avait aucun gonflement des différentes articulations des membres.

Au dire de la mère, le début de la maladie n'aurait pas été marqué par de la fièvre.

Dés le début des douleurs dans les jambes on note une paraplégie incomplète. Pendant les trois premiers jours l'enfant marche moins, dans les jours suivants il est réduit à l'immobilité, la marche devient impossible.

La sensibilité est intacte. On ne note aucun trouble du côté de la vessie ou du rectum.

Marche de la maladie. Douleurs diffuses dont le maximum siège dans les membres inférieurs ; dans les trois ou quatre jours qui suivent le début de la maladie on observe une paraplégie complète et dans la suite la paralysie se limite à la jambe droite : hémiparaplégie.

A l'examen du petit malade, on trouve le mollet et le pied du côté droit atrophiés, il n'y a pas de raccourcissement du membre. L'enfant marche sur le bord interne du pied. La voûte plantaire est normalement conformée aux deux pieds.

M. de Saint-Germain, consulté, prescrit l'électrothérapie : courants faradiques, tous les jours séance de dix minutes ; on note au bout d'un certain temps une amélioration.

Le traitement actuel consiste dans l'électrisation et le massage.

OBSERVATION II (personnelle).

Paralysie infantile. Monoplégie du membre inférieur gauche. Anesthésie.

Geoff... (Louis). Saint-Thomas, n° 41.

Antécédents héréditaires. — Père, âgé de 24 ans, rhumatisant ; mère bien portante.

Antécédents personnels. — L'enfant est né à Paris. Il a été élévé au biberon en nourrice à la campagne. Revenu à Paris à dix-huit mois. Il n'a jamais eu de fièvres éruptives. Il a eu des convulsions à chaque dent.

La maladie a débuté au mois d'avril 1885 pendant qu'il était en nourrice. L'enfant fut pris subitement et sans cause appréciable d'une fièvre très intense et de convulsions qui durèrent vingt-quatre heures.

A la suite survinrent des phénomènes paralytiques.

La mère assure que pendant plusieurs jours il y avait une paraplégie complète avec anesthésie des membres inférieurs. Le médecin, nous dit-elle, le piquait avec une épingle et l'enfant ne sentait absolument rien. Les membres supérieurs et le tronc ne présentaient aucun trouble de la motilité ni de la sensibilité.

Dans la jambe droite, la sensibilité et la motilité reparurent ensemble au bout de huit jours.

Dans la jambe gauche, la sensibilité ne reparut que peu à peu ; mais les phénomènes paralytiques persistèrent.

Depuis ce temps, la mère trouve que la paralysie du membre inférieur gauche s'est améliorée.

L'appétit de l'enfant est excellent.

Etat actuel (20 mars 86). — L'enfant est grassouillet ; il a toutes les apparences de la santé. Il ne présente aucun trouble nerveux du côté des membres supérieurs.

Les membres inférieurs sont dans l'extension.

La jambe droite présente une flexion très prononcée des orteils, flexion qui disparaît si on cherche à faire exécuter un mouvement à l'enfant. Le pied est légèrement en varus.

Du côté gauche, la flexion des orteils et le varus sont un peu plus accusés.

La sensibilité des membres inférieurs est intacte, aussi bien à droite qu'à gauche. Quand on pique la jambe gauche, l'enfant exécute relativement bien le mouvement de flexion de la jambe sur la cuisse pour soustraire son pied à la piqûre.

L'enfant ne peut se tenir debout si on ne le maintient pas. Dans cette position, la jambe droite est normale, la jambe gauche pliée le genou rejeté en dehors, les orteils restent fléchis.

Si on cherche à faire exécuter quelques pas à l'enfant, on constate que la jambe gauche ne présente aucune] résistance. Elle est flasque, molle, et ne peut soutenir le poids de l'enfant.

Les muscles atteints semblent être surtout ceux de la région antéro-externe et postérieure de la jambe.

L'atrophie est peu appréciable à la vue et au toucher par suite de l'accumulation d'une notable quantité de graisse sous les téguments.

Mensuration : cuisse à la partie moyenne : à droite à gauche.

	à droite	à gauche
—	0.19	0.18
mollet	0.15	0.14.5

L'appétit est resté excellent. On ne note aucun trouble des autres fonctions. L'enfant quitte l'hôpital le 4 avril.

Observation III (Personnelle.)

Paralysie infantile avec contracture initiale.

Pr..., Louise, âgée de trois ans, entre à l'hôpital le 16 décembre 1885, salle Sainte-Geneviève, n° 23. Cette enfant est malade depuis quinze jours ; sa mère en voulant l'habiller le matin s'aperçut qu'elle ne pouvait se tenir sur ses jambes, et pourtant la veille encore elle marchait bien et paraissait absolument dans son état normal.

Du reste, elle se porte habituellement bien. Elle est venue à terme et a été nourrie au sein par sa mère jusqu'à l'âge de 13 mois. Comme maladies antérieures, elle a fait la rougeole à un an, et la coqueluche deux ans plus tard. A la suite de cette dernière maladie, elle aurait eu plusieurs abcès au pourtour de l'anus, aujourd'hui bien cicatrisés. Son père est mort de tuberculose pulmonaire. La mère est bien portante, elle a une autre petite fille âgée de huit ans qui tousserait habituellement.

C'est une enfant assez vigoureuse et bien constituée. Elle reste dans son lit couchée sur le dos, et ne paraît aucunement souffrir quand on la laisse au repos. Ses membres inférieurs sont immobiles, en extension : extension de la jambe, extension du pied, qui est en équin, presque direct à gauche, en varus équin à droite ; les orteils sont fléchis.

Cette attitude n'est pas due à l'action de la pesanteur, car les membres sont rigides ; on parvient avec une certaine peine à fléchir la jambe sur la cuisse, mais il est impossible de redresser le pied. Ces phénomènes sont surtout marqués à gauche, où la roideur est très prononcée, à droite, la flexion de la jambe est facile, mais l'extension du pied n'est pas réductible.

En outre, ces mouvements forcés sont extrêmement douloureux. La douleur n'est pas déterminée par le contact de la peau, elle siège dans les masses musculaires et apparaît dès qu'on veut faire exécuter des mouvements aux divers segments des deux membres, mais surtout du membre gauche. Cette douleur se montre également dans les mouvements volontaires que l'on provoque en chatouillant la plante du pied, mouvements qui sont du reste très limités.

Quand on soulève l'enfant et qu'on essaie de la faire se tenir sur les jambes, elle manifeste une grande appréhension dès que ses pieds touchent terre ; ce contact paraît déterminer de vives douleurs. La jambe gauche est roide, et c'est l'extrémité du pied qui touche le sol. Les phénomènes paralytiques prédominent au contraire, à droite, la jambe est molle, pendante, et le pied, en extension, traîne à terre.

L'exploration avec les courants galvaniques détermine à gauche, dès l'application des électrodes, un spasme tétanique, toujours en extension et extrêmement douloureux. A droite, les phénomènes observés sont les mêmes, mais avec une intensité beaucoup moindre.

Par les courants faradiques, on détermine des contractions dans tous les muscles du membre inférieur gauche, contractions très faibles surtout pour les péroniers. Du côté droit, les péroniers ne répondent pas du tout même à un courant intense.

Il ne paraît pas y avoir de différence de volume entre les deux membres, mais on note une différence de température appréciable même à la main. La température locale de la région externe de la jambe gauche est de 32°,3 ; au point correspondant à droite, on trouve 31°,4.

Pas de paralysies en d'autres points du corps. Pas d'autres troubles de la sensibilité. L'état général est excellent.

20 décembre. — L'enfant reste dans le même état. Mais les jours suivants la contracture paraît s'amender graduellement. Le 30, les douleurs ont disparu, et on peut imprimer des mouvements aux membres sans les réveiller, il n'y a plus de contracture. La paralysie persiste dans les muscles qui étaient frappés à son entrée à l'hôpital.

OBSERVATION IV (Personnelle)

Paralysie infantile avec troubles de la sensibilité. — Diphthérie.

Chap..., Émilie, âgée de 3 ans et demi, entre à l'hôpital le 9 septembre 1885, salle Sainte-Geneviève, n° 10. C'est une enfant assez chétive, quoique paraissant bien constituée, et qui nous est amenée pour une paralysie des membres inférieurs.

Sa mère n'est pas bien forte, mais se porte bien cependant. Son père tousse et maigrit depuis longtemps. Ils ont eu deux autres enfants, l'un est bien portant, l'autre présenterait des déformations rachitiques des membres.

Notre petite malade a été nourrie au sein par sa mère pendant deux ans. Les premières dents sont apparues à cinq mois. Elle a marché à onze mois. Elle n'a fait d'autre maladie qu'une varicelle à l'âge de deux ans, mais depuis ce temps elle a toujours été maladive.

C'est brusquement, il y a huit jours, qu'elle a perdu l'usage de ses membres inférieurs, et depuis ce temps elle n'a pas pu s'en servir.

Le jour de son entrée, nous la trouvons dans le décubitus dorsal, elle reste immobile, et manifeste une vive douleur quand on veut la remuer et notamment l'asseoir sur son lit. Cette douleur siège à la région lombaire et se montre soit dans les mouvements imprimés au tronc, soit simplement à la pression même légère des apophyses épineuses des vertèbres lombaires. Les membres abdominaux sont complètement paralysés et flasques, ils retombent inertes quand on les soulève et jamais l'enfant ne les remue spontanément. Du reste, même ces mouvements passifs des membres inférieurs sont douloureux, mais cette douleur siège uniquement aux lombes, et par contre, les membres inférieurs paraissent absolument insensibles, aussi bien au simple contact, qu'à la piqûre ou au pincement. Un examen délicat est assez difficile, mais on peut du moins s'assurer avec évidence qu'un pincement très fort n'est pas ressenti par la petite malade, qu'elle ne s'en aperçoit même pas quand on lui ferme les yeux.

Les réflexes rotuliens sont entièrement abolis.

Les muscles des membres inférieurs sont peu développés, ils sont masqués par une couche graisseuse sous-cutanée assez épaisse, mais ils ne paraissent guère atrophiés.

Les membres supérieurs, la face et le tronc ne sont pas paralysés ; la sensibilité y paraît conservée.

L'enfant souille son lit d'urine et de matières; la mère assure bien que l'enfant était très propre, mais en raison de son âge il est assez difficile de savoir, s'il y a évacuation involontaire, par paralysie des sphincters.

Enfin l'état général n'est pas altéré, la petite-malade n'a pas de fièvre et a bon appétit.

Le premier jour de son séjour à l'hôpital, M. Hutinel, suppléant M. le professeur Grancher, frappé de ces troubles de la sensibilité, de cette douleur lombaire si accentuée, de cette forme paraplégique de la maladie et n'ayant que des renseignements incertains sur le début des accidents, hésite à porter le diagnostic de paralysie infantile et émet, sous toutes réserves, l'hypothèse d'une compression de la moelle.

Mais les jours suivants, après avoir reçu des renseignements précis sur le début brusque de la maladie, il posa nettement le diagnostic de paralysie infantile, en insistant sur la vraisemblance de lésions de myélite diffuse.

11 septembre. — Deux jours après la douleur lombaire a complètement disparu et l'enfant s'assied d'elle-même sur son lit; c'est même la position dans laquelle on la trouve le plus souvent, jouant volontiers et assez gaie. La paralysie est toujours aussi accentuée. L'évacuation involontaire d'urine et de matières n'a pas continué.

13 septembre. — On remarque que tandis que le membre inférieur gauche est toujours aussi flasque et inerte, l'enfant peut faire exécuter quelques petits mouvements aux orteils du pied droit. Elle est très intelligente, et se prête bien à cette petite expérience. Tout le reste du membre, le pied, la jambe et la cuisse sont toujours aussi inertes.

L'exploration faradique des muscles montre que la contractilité est entièrement abolie dans tout le membre inférieur gauche, jusqu'aux fessiers exclusivement, et dans le membre inférieur droit, les muscles de la région externe de la jambe et le pédieux qui répondent en imprimant quelques petits mouvements aux orteils.

La motilité des membres supérieurs est absolument intacte.

L'exploration de la sensibilité est pratiquée à nouveau. Le pincement et la piqûre ne sont pas ressentis dans le membre gauche; le membre droit est presque aussi insensible, cependant une piqûre très profonde du mollet droit détermine une sensation légèrement douloureuse.

La sensibilité est bien conservée dans le reste du corps.

La douleur lombaire a définitivement disparu.

L'état reste à peu près le même pendant les jours suivants.

20 septembre. — On remarque une éruption de taches petites, rouges ou rosées, disséminées sur le corps, groupées en arc de cercle et ressemblant de tous points à une éruption de rougeole, mais il n'y a pas de fièvre, de catarhre occulo-nasal et quoique l'enfant n'ait pas eu antérieurement la rougeole, cette éruption survient trop précocement, après son entrée dans nos salles pour qu'on puisse supposer une rougeole anormale, sans fièvre, ni catarrhe.

Cette éruption s'efface et disparaît en deux jours.

25 septembre. — Tandis que la paralysie reste toujours la même, l'enfant ne pouvant remuer que les orteils du pied droit, l'état de la sensibilité se modifie progressivement, et le 25 on constate qu'elle a en partie reparu dans les deux membres inférieurs; la piqûre et le pincement déterminent de la douleur et le simple contact même est perçu.

On fait pendant quelques jours des séances d'électrisation faradique, sans obtenir de résultats appréciables autres que ceux déjà signalés.

1er octobre. — L'enfant commence aujourd'hui une angine diphthéritique.

. . . .

Le 10 octobre. — Elle est emportée par ses parents, mais on a pu constater avant son départ que la sensibilité était revenue; que la motilité était restée dans le même état.

Observation V (personnelle).

Paralysie infantile avec troubles de la sensibilité.

Ber..., Louis, âgé de trois ans, entre à l'hôpital le 15 juillet 1885, salle Saint-Thomas. Le père et la mère paraissent jouir d'une excellente santé ; ils ont un autre enfant plus âgé que le petit malade, il se porte bien.

L'enfant est venu à terme, il a été élevé au sein, il s'est très bien développé ; il n'avait jamais été malade, quand il y a quatre mois il fut pris de fièvre, d'agitation, se plaignit de douleurs vives dans le dos et les membres ; en même temps, la mère s'aperçut que les membres inférieurs étaient paralysés. Elle appela aussitôt un médecin qui constata une anesthésie complète des membres inférieurs car il put piquer très fortement l'enfant au moyen d'une épingle sans que le petit malade parût s'en apercevoir. La percussion des apophyses épineuses des vertèbres lombaires éveillait une vive douleur. La mère ne saurait préciser le temps que durèrent ces troubles de la sensibilité, ils ne se seraient pas prolongés au-delà de quelques jours.

Le petit malade entre aujourd'hui pour une scarlatine.

Les membres inférieurs sont très atrophiés malgré un traitement par les courants continus, les muscles des jambes semblent avoir disparu, ils ne se contractent plus sous l'influence des courants faradiques. La sensibilité est normale. L'enfant présente en somme aujourd'hui une paralysie spinale classique.

Observation VI

Paralysie infantile. — Anesthésie incompléte. (Badham. *London med. and surg. Journal.* 1835.

Anne Hoc., âgée de deux ans, me fut apportée par sa mère le 14 août ayant une paralysie de la jambe droite. Sa mère me dit que, jusqu'au jour où elle a été frappée de paralysie, elle avait joui d'une bonne santé. Cependant, deux jours avant, elle avait offert un peu d'altération et de tendance au sommeil.

Le 13, au soir. — L'enfant avait été couchée comme d'habitude, après avoir joué et couru toute la journée. Le lendemain matin, la première chose qui frappa l'attention de la mère, fut la direction des yeux qui semblaient être tournés en dedans. En même temps, elle vit qu'elle ne pouvait se tenir sur les jambes. Un bain froid et un laxatif furent administrés sans avantage.

Le 14. — On me l'apporta, et après l'avoir examinée avec soin, je trouvai une paralysie complète des mouvements dans la jambe droite et la motilité de la jambe gauche légèrement diminuée ; en même temps la sensibilité, qui était parfaite dans le membre gauche, était diminuée dans le droit. A cette époque, il n'y avait ni abaissement de température dans les parties paralysées, ni amaigrissement. Le strabisme était très prononcé ; la pupille étant tournée vers l'angle interne et du même côté que l'œil paralysé. L'enfant ne souffrait point de la dentition. Ses intestins étaient en bon état, elle jouait dans les bras de sa mère et l'examen attentif de l'épine n'y fit découvrir aucun point sensible. J'ordonnai le calomel à doses répétées, des applications froides sur la tête, des vésicatoires sur l'épine et des cataplasmes sur le membre malade.

Sous l'influence de traitement, l'engourdissement disparut en cinq jours ; les deux yeux reprirent graduellement leur rectitude normale. Aujourd'hui 15 octobre, le membre malade semble recouvrer un peu de sa sensibilité, mais sa température est beaucoup plus basse que celle de l'autre extrémité, et il a beaucoup perdu de son volume. L'influence de la volonté sur le membre malade, quoique entièrement détruite au commencement, a déjà été un peu recouvrée, car elle ne traîne plus le membre derrière elle, comme elle le faisait d'abord, mais elle le jette en avant de manière à faire croire qu'elle ne peut modérer la force avec laquelle elle produit ce mouvement.

OBSERVATION VII

**Paralysie infantile. Troubles de la sensibilité. Douleurs rachidiennes.
Contracture. (Laborde, Thèse de Paris 1864).**

C... (Louise), âgée de trois ans, fut prise il y environ deux mois
de fièvre, laquelle dura cinq jours ; aussitôt après la station et la
marche qui auparavant s'effectuaient très bien, devinrent impossibles ;
les bras étaient également impotents et la tête vacillait et tombait
sur les épaules. La paralysie persiste aux membres inférieurs avec
pédominance marquée à gauche et un commencement de talus valgus
de ce côté, ce qui annonce une localisation des phénomènes paralytiques et atrophiques dans les muscles extenseurs, adducteurs. Lorsqu'on imprime quelques mouvements aux jambes, l'enfant pousse des
cris que semblent témoigner d'une vive douleur ressentie ; ces manifestations ont surtout lieu lorsqu'on essaye d'étendre la cuisse gauche ;
or il est facile de constater une résistance spasmodique dans l'articulation coxo-fémorale ; ce sont les efforts faits pour vaincre cette résistance qui provoquent évidemment les souffrances du petit malade. En
effet, un pincement assez énergique de la peau des membres paralysés
ne donne lieu à aucune plainte, et ne paraît pas être senti pas plus
que le chatouillement de la plante des pieds. Lorsque l'on exerce une
pression un peu forte sur les apophyses épineuses et même transverses
des vertèbres de la région lombaire l'enfant paraît également souffrir
beaucoup et le manifeste par des cris non équivoques ; il est permis de
constater en même temps une roideur notable de l'épine se produisant
surtout dans les mouvements de renversement du tronc en arrière.
L'enfant est intelligente et parle très bien.

OBSERVATION VIII

Paralysie infantile. Anesthésie incomplète. (Laborde. Th. 1864).

La jeune P... (Berthe), âgée de trois ans, robuste et normalement
conformée, marchait très bien à dix-huit mois. Le 12 novembre 1863,

étant en bonne santé, elle fut prise, sans cause appréciable, de tris-
tesse, d'inappétence et d'une violente fièvre, laquelle dura deux
jours et deux nuits. Le quatrième jour, la fièvre avait cessé, mais
l'enfant refusa de se tenir debout et de marcher ; livrée à elle-même,
elle se laissait choir.

Le 16 novembre, il était permis de constater, en effet, chez cette
petite malade, l'existence d'une paralysie complète des membres inférieurs et supérieurs, lesquels soulevés retombaient comme des masses
inertes ; de plus, l'enfant ne pouvait, en aucune façon, se tenir sur
son séant, et elle avait une grande peine à maintenir sa tête qui tombait invinciblement de tous côtés. Le pincement de la peau était
senti, mais ne déterminait pas une douleur en rapport avec l'épreuve.
Le chatouillement de la plante des pieds ne donnait lieu à aucun mouvement des membres inférieurs ; par moment, les urines étaient ren-
dues involontairement, il n'y avait pas de selles depuis deux jours.
Cette malade paraissait compter le croup parmi ses antécédents ;
mais cette affection n'avait laissé aucune trace appréciable ; le voile
du palais était parfaitement mobile, la déglutition s'effectuait normalement et le timbre de la voix n'offrait aucune modification. La marche subséquente de la maladie montra bien, d'ailleurs, qu'il s'agissait en réalité de la paralysie infantile et non de la paralysie diphthéritique ; en effet, les membres supérieurs récupérèrent rapidement leur
motilité, tandis que celle-ci demeura et reste aujourd'hui encore abolie aux jambes ; cette paralysie prédomine sensiblement du côté gauche, où les muscles ont subi une atrophie très notable et ont perdu
pour la plupart la faculté de se contracter.

OBSERVATION IX

Paralysie atrophique chez l'enfant, du membre inférieur droit. Douleurs
dans tout le membre. (Duchenne (de Boulogne) fils. *Archiv. gén. de
méd.* 1864).

M. X.., âgé de 15 ans, a éprouvé à l'âge de 10 ans, une douleur
spontanée s'étendant de la hanche à l'extrémité du pied droit, s'ac-

compagnant de fièvre et arrachant des cris. Cet état, qui dura quinze jours, se compliqua d'une impossibilité de remuer le membre inférieur droit, de s'appuyer dessus ni de marcher. Le pied semblait engourdi, mais la sensibilité de la peau était intacte, et il n'existait de paralysie ni de la vessie ni du rectum. Revenu à la santé, il continua ses études et marcha à l'aide d'une béquille. Après dix-huit mois les mouvements de la jambe sur la cuisse revinrent, mais le membre entier resta amaigri et le pied se déforma progressivement. . . . . . .

. . . .

OBSERVATION X

Paralysie du membre inférieur droit ; douleurs au début. (Duchenne (de Boulogne) fils. *Archiv. gén. de méd.* 1864).

Melle Alix Viot, âgée de 5 ans, est amenée à M. Duchenne (de Boulogne) au mois de mai 1864, à l'âge de 17 mois. Trois semaines après une rougeole, elle fut prise de fièvre, sans convulsions ni accidents gastriques et vingt-quatre heures après le membre inférieur droit était paralysé. Quand on voulait toucher ou mouvoir sa jambe, l'enfant poussait des cris ; elle accusait aussi une douleur violente le long du rachis, surtout à sa partie inférieure. Le membre est resté entièrement paralysé pendant neuf jours, mais la fièvre avait cessé dès le second jour ; puis les mouvements de la jambe sur la cuisse et celui des orteils sur le pied sont successivement revenus. Depuis lors, l'enfant a marché, mais en boîtant, et elle faisait des chutes fréquentes. . . . . . .

. . . .

OBSERVATION XI

(Empruntée à la thèse d'Hamon. Paralysie spinale de l'enfance avec troubles de la sensibilité).

X..., enfant d'une bonne constitution, âgé de 3 ans.

N'a pas fait de maladie antérieure.

Le 1er octobre 1876, il a eu sa gaieté habituelle pendant la journée et ne s'est pas plaint de douleurs. Le soir de ce même jour, il accuse subitement des douleurs dans les pieds et les articulations du genou et de la hanche ; la nuit est mauvaise et se passe dans la fièvre, le délire et l'insomnie ; surviennent également des vomissements qui durent trois jours.

Le lendemain 2, quand on veut le lever, l'enfant se plaint de douleurs plus violentes que la veille dans le cou et sur toute l'étendue de la colonne vertébrale ; on essaie de le mettre sur ses jambes et on voit qu'il ne peut plus s'y maintenir.

La paraplégie est complète.

Le 3. — On lui donne une purgation avec l'huile de ricin.

Le 4. — Un médecin de la ville est appelé et trouve l'enfant dans l'état suivant : paralysie des membres inférieurs absolue ; du côté de la sensibilité il y a à noter les douleurs vives qui persistent toujours le long du rachis ; les mouvements réflexes sont abolis ; quand on pique l'enfant aux jambes, il réagit, mais un peu tardivement, et il faut piquer un peu plus fort que dans l'état de santé ; les pieds sont gonflés, la température des deux membres inférieurs est sensiblement diminuée et on ne parvient pas à les réchauffer ; les chairs sont flasques et sans résistance au toucher et la paralysie ne paraît pas plus prédominer à droite qu'à gauche.

Les soins lui sont prodigués par le même médecin pendant une quinzaine de jours ; l'appétit est conservé et seulement un peu capricieux ; on lui donne de l'huile de foie de morue et du vin de quinquina ; notons encore qu'il y a un peu de dérangement intestinal persistant depuis le début de la maladie.

Au bout de quinze jours, l'état de l'enfant est toujours le même, sauf les douleurs qui sont un peu moins vives. Les parents l'amènent au dispensaire du Dr Gibert ; on commence aussitôt le traitement par l'électricité et l'hydrothérapie.

L'enfant ne réagit nullement à l'électricité et aucune contraction n'apparaît ; le traitement est continué pendant une dizaine de jours

sans résultats apparents. Vers le quinziéme jour on commence à
noter une amélioration.. . . . .

. . . .

Aujourd'hui, 1er novembre, voici son état : l'enfant marche, il reste
un peu de faiblesse dans la région lombaire, la température des
membres est normale, leur développement est parfaitement en rapport
avec le reste du corps : les douleurs ont complétement disparu.

OBSERVATION XII

Paralysie spinale chez l'enfant. Hyperesthésie passagère. Thèse de Hamon

L... Alexandrine, âgée de 4 ans, bien portante, ne présente pas
de traces de scrofule, n'a pas fait de maladies antérieurement. A
l'âge de trois ans, vers le mois d'avril 1876, a été prise subitement
d'un accès de fièvre accompagné de vomissements qui ont persisté
pendant deux jours. La mère, inquiète de son état et recherchant partout la cause de sa maladie, veut la poser à terre et alors s'aperçoit
que la petite fille ne peut plus appuyer sur les deux jambes, la paraplégie est constituée.

La sensibilité paraît exagérée et l'enfant se plaint de douleurs dans
les membres inférieurs et aussi dans le reste du corps, mais beaucoup
moins accusées. Rien du côté de la colonne vertébrale ; ces douleurs
disparaissent rapidement.

Pas de troubles du côté de la vessie et du rectum ; appétit notablement diminué.

Un médecin de la ville porte le diagnostic de myélite ; on prescrit des
purgatifs répétés et des frictions générales sur le corps, le traitement est
continué jusqu'au 24 novembre 1876, jour où on l'amène au dispensaire
du professeur Gibert : son état est toujours le même, le motilité est absolument nulle ; la paralysie est complète à droite, incomplète à gauche où on voit même se dessiner quelques mouvements ; du reste il
en a été ainsi dès le début, la paralysie a toujours prédominé à
droite. Les membres paraissent normalement développés et la peau
n'offre pas de changement de coloration ; la température des membres

est abaissée ; il y a aussi un amaigrissement notable.

On commença aussitôt le traitement par l'électricité et l'hydrothérapie. Il a été continué jusqu'au mois de septembre avec une interruption de deux mois......, aujourd'hui, septembre 1877, un mieux sensible s'est produit, toutefois la marche est impossible et l'enfant commence seulement à appuyer un peu sur ses pieds.

Observation XIII

Paralysie infantile. — Douleurs rachidiennes. — Contractures. — Anesthésie. — Paralysie des sphincters. — Turner. *Pathological Society,* 1879.

En décembre 1877, entrait à London Hopital, dans le service de M. Hutchinson, un enfant de deux ans et demi, dont les antécédents sont fort obscurs. Il aurait fait une chute sans importance il y a un mois. Quinze jours plus tard, l'enfant fut trouvé avec la jambe gauche paralysée et bientôt après le bras du même côté perdait également sa motilité. A son entrée, on trouve les deux membres inférieurs paralysés et privés tout à la fois du mouvement et de la sensibilité ; les membres supérieurs avaient perdu leur motilité, mais la sensibilité était intacte. L'enfant est couché dans le décubitus dorsal et les muscles du cou contracturés maintiennent la tête immobile. Les mouvements réflexes ont disparu, les évacuations sont involontaires. Les tentatives de rotation de la tête sont très douloureuses. Quinze jours plus tard, l'état de l'enfant était un peu amélioré, les mouvements de la tête n'éveillaient plus autant de douleur ; les évacuations étaient cependant involontaires.

La sensibilité était à peu près revenue dans les membres inférieurs, la motilité avait reparu dans une certaine limite aux bras et aux jambes, quand l'enfant contracta une rougeole et mourut d'une bronchopneumonie.

Observation XIV

Paralysie spinale aiguë de l'adulte. Douleurs. Contractures.
Kussmaul et Frey, trad. du *Progrès méd.* 1874.

Adélaïde M., 33 ans, ouvrière en fabrique, mère d'un enfant, est prise le 29 novembre 1872, en travaillant et sans cause connue de douleurs dans les bras, les hanches et les jambes. Le lendemain, mêmes douleurs et faiblesse générale ; pas d'appétit. Elle entre à l'hôpital le 2 décembre au matin. On la trouve la face rouge, l'aspect typhoïde, se plaignant de violentes douleurs de tête, de vertiges, d'obtusion, de faiblesse ; elle a de la fièvre. Pas de gonflement de la rate, ni de roséole. Langue chargée, appétit nul. T. 38°. Le soir, stupeur plus profonde, pas de réponses ou réponses chagrines ; violente céphalalgie, selle liquide involontaire ; T. 40° ; P. 120.

L'état reste le même, avec de légères variations dans l'intensité, de la stupeur pendant plusieurs jours ; les nuits sont bonnes.

3 décembre. — Matin. T. 39°,2. P. 100. — Soir. T. 39°,4 ; P. 120.

4 décembre. — Matin. T. 38°,3 ; P. 108. — Soir. T. 39°,4 ; P. 126.

5 décembre. — Matin. T. 38°,4 ; P. 92. — Soir. T. 39° ; P. 120.

6 décembre. — Matin. T. 38°,7 ; P. 93. — Soir. T. 39° ; P. 120.

7 décembre. — Matin. T. 37°,4 ; P. 100. — Soir. T. 38° ; P. 110.

Le 8 décembre, plus de fièvre, la température du soir ne dépasse pas 37°,8 ; le pouls oscille entre 96 et 100 ; l'intelligence est libre, l'appétit bon, mais on constate avec surprise une paralysie extensive et très marquée de tous les muscles des quatre membres et du tronc. La malade ne peut se tourner, s'asseoir dans son lit, se tirer les bras ou les étendre, ni fléchir les doigts, ni mouvoir les jambes. La sensibilité cutanée n'est pas atteinte. Douleurs aux mollets et à l'épaule

Laurent

7

gauche. Pas de paralysie vésicale ni rectale; fonctions sensorielles et cérébrales normales ; parole, déglutition, mastication, mouvements de la tête s'exécutant librement, excitabilité réflexe conservée ; pas d'eschare.

Le 14. — La malade étend et fléchit un peu l'avant-bras avec de grands efforts ; mouvements du genou et de la hanche abolis ; mouvements du pied pénibles et restreints. Contracture considérable des gastro-cnémiens et du soléaire des deux jambes. La pression exaspère la douleur aux mollets ; excitabilité électrique fortement diminuée aux jambes. La faradisation nervo-musculaire produit, en effet, plus que la faradisation musculaire ; cependant l'excitabilité est notablement diminuée là où elle existe encore.

16 décembre. — La contracture et les douleurs persistent dans les deux mollets, surtout à droite, ce côté est aussi plus amaigri.

18 décembre. — Fortes convulsions fibrillaires dans les mollets ; disparition de la contracture à droite, diminution à gauche; faibles contractions volontaires dans les mollets; pas d'excitabilité électrique.

21 décembre. — Plus de contracture ; une longue électrisation, avec de forts courants, augmente les douleurs musculaires.

A partir du 30 décembre, la contractilité volontaire se rétablit peu à peu, d'abord à la main et à l'avant-bras, puis au tronc, aux cuisses, au bras droit et enfin au bras gauche. Les mollets perdent leur flaccidité ; la douleur à la pression y est moindre. Etat général très-satisfaisant, sueurs continuelles aux jambes principalement. Le 17 février première promenade. En mars, la malade descend seule et sans bâton ; il reste de la faiblesse, une légère fatigue, de l'atrophie au deltoïde gauche. Cependant l'excitabilité électrique est encore notablement affaiblie ou même absente. La malade sort le 11 juillet, ayant retrouvé la liberté de tous ses mouvements. L'atrophie du deltoïde gauche n'est plus sensible. On ne constate plus qu'un affaiblissement de l'excitabilité galvanique dans le deltoïde et les péroniers.

OBSERVATION XV

Paralysie spinale aiguë de l'adulte. Douleurs du début. Contracture.
Troubles de la miction.
(Duchenne (de Boulogne) fils. *Archiv. gén. de méd.* 1864).

C... Gidordenos, ébéniste, âgé de 22 ans, né de parents vigoureux
chez lesquels on ne connaît pas d'affection diathésique, rhumatismale
ou autre, a toujours joui d'une bonne santé, à part quelques rares cé-
phalalgies; il habite un logement salubre et sec et n'a jamais fait
d'excès d'aucun genre.

En juillet 1862, sans cause appréciable, il fut pris d'un lumbago
intense qui lui arrachait des cris et en même temps d'une douleur à
l'épaule gauche et à la partie postérieure du cou. Variables d'intensité,
ces douleurs ont aussi différé dans leur marche; la douleur lombaire a
duré trois jours, accompagnée d'inappétence, de lassitude et de fièvre ;
celle de l'épaule a eu la même durée; mais la douleur cervicale a
persisté trois semaines, produisant une contracture pénible et empê-
chant les mouvements de la tête sur le cou.

A peine la douleur lombaire disparue, le malade éprouvait des
symptômes nouveaux. Libre jusqu'alors dans ses mouvements il fut
pris d'abord d'affaiblissement, ensuite de paralysie absolue des deux
membres inférieurs ; de plus, la miction était difficile, la rétention
d'urine et des matières fécales presque complète.

Quelques jours après le bras gauche se paralysait partiellement à
son tour et le malade ne pouvait plus exécuter aucun des mouvements
auxquels prend part le deltoïde. Les muscles paralysés étaient douloureux au toucher. Pendant tous ces accidents, il n'y eut ni fièvre,
ni trouble de la santé générale. Après six semaines, le mouvement a
commencé à revenir dans les membres inférieurs, et, s'il est encore
impossible au malade de se tenir debout sans béquilles, il peut du
moins, étendu dans son lit, imprimer à ses membres certains mouvements de latéralité.

Le 15 novembre 1863, il entre à l'Hôtel-Dieu et on constate

dans les membres inférieurs un affaiblissement plus marqué à droite qu'à gauche; la flexion du membre inférieur étendu est impossible à droite, quand le malade s'y oppose, et très facile à gauche.

OBSERVATION XVI

Paralysie spinale aiguë de l'adulte, généralisée au début, se localisant. Douleur rachidienne au membre inférieur droit, plus nette au membre supérieur droit (Duchenne, de Boulogne. — Élec. local.).

Demoiselle de 22 ans, habituellement bien portante, se réveille avec fièvre, brisement général, difficulté à se mouvoir. Une heure après, douleurs rachidiennes cervicales extrêmement vives, avec irradiations dans les membres supérieurs et fourmillements dans les doigts, puis abolition de tous les mouvements; sensibilité, miction et défécation intactes.

La fièvre disparaît le quatrième jour. La paralysie persiste pendant deux mois et demi, puis retour progressif de la motilité dans les membres inférieurs, à l'exception du pied sur la jambe, à gauche.

Au troisième mois, quelques mouvements dans les membres supérieurs et disparition des douleurs rachidiennes; mais les muscles sont atrophiés, surtout à droite (épaule, bras, éminence thénar).

Six mois après le début, on constate : 1° le retour de la motilité dans les muscles du membre inférieur, excepté le jambier antérieur droit atrophié, de là commencement d'équin ; 2° au membre supérieur droit, le deltoïde, le sous-épineux, les fléchisseurs de l'avant-bras, les inter-osseux, l'éminence thénar, ne se contractent plus, ni par la volonté, ni par l'électricité; l'atrophie est surtout marquée dans le tiers postérieur du deltoïde. A gauche, paralysie du grand dentelé et des fléchisseurs des doigts.

Amélioration par la faradisation localisée. Le deltoïde, le court abducteur du pouce droit, le jambier antérieur gauche, sont toujours immobiles après vingt séances.

Observation XVII

Paralysie spinale aiguë de l'adulte récidivante; guérison à la première attaque; atrophie disséminée aux membres supérieurs et inférieurs à la deuxième. Douleurs aux deux attaques (Duchenne, de Boulogne. — Elec. local.).

X..., 42 ans. Pas d'antécédents à noter.

En 1848, soulevant un lourd fardeau, il sentit un craquement dans les reins, suivi de douleurs très vives, s'irradiant dans les membres ; puis, en même temps, engourdissement des jambes et des pieds, fourmillements dans les orteils ; affaiblissement des membres inférieurs, se terminant en peu de temps par une paralysie complète.

La paraplégie a guéri progressivement en deux mois; mais l'agilité ne fut jamais aussi complète qu'auparavant.

En juillet 1869, sans cause appréciable, sentiment de lassitude dans les jambes, courbature générale, fièvre persistant plusieurs jours avec douleurs dans les membres, et difficulté croissante des mouvements. Le lendemain matin, la paralysie était complète.

Elle reste généralisée jusqu'en décembre ; alors quelques mouvements reviennent dans les membres supérieurs : fléchisseurs de l'avant-bras, fléchisseurs de la main, élévateurs du bras d'un côté; huit jours après, de l'autre ; les mouvements sont faibles d'abord. Les extenseurs du poignet, ceux des doigts restent paralysés, de même l'éminence thénar.

A la même époque, retour des mouvements aux membres inférieurs, mais d'une façon inégale : les fléchisseurs du pied sur la jambe, les extenseurs de la jambe sur la cuisse, les fléchisseurs de la cuisse sur le bassin restent paralysés.

Quelques semaines après le début, les membres supérieurs se sont atrophiés, surtout l'éminence thénar des deux côtés ; de même aux membres inférieurs, c'est surtout le jambier antérieur qui est atteint. Les fléchisseurs de la jambe, les extenseurs du pied sont un peu rétractés, surtout à droite.

Sensibilité toujours intacte, de même l'état de la peau et les fonctions de la vessie et du rectum.

En septembre, les membres inférieurs, en octobre, le membre supérieur gauche recouvrent leur motilité. Électrisation jusqu'en mars 1870 ; amélioration notable.

En mai, on constate la paralysie atrophique au bras droit des muscles deltoïde, sous-épineux, fléchisseurs de l'avant-bras, de ceux de la main et des doigts ; retour à l'état normal des trois autres membres.

OBSERVATION XVIII

Paralysie spinale aiguë de l'adulte. Perte de la sensibilité.
(Petitfils, thèse de Paris).

L....., 25 ans, atteint d'une eczéma chronique, alla à Loche en 1858 et 1859 ; il était là depuis quinze jours, lorsque sans cause appréciable, il ressentit un point douloureux dans le flanc gauche et de l'affaiblissement des membres inférieurs gauches, sans douleurs, ni fourmillements ; vingt-quatre heures après, paraplégie complète ; perte de la sensibilité ; disparition du point douloureux du flanc gauche ; les membres inférieurs sont flasques et sans douleurs ; pas de douleurs en ceinture ; intégrité des fonctions de la vessie et du rectum.

Août. — Un mois après le début, atrophie des masses musculaires de la cuisse droite et de la jambe gauche ; abaissement de la température dans ces parties ; sensibilité obtuse sur le flanc et le membre inférieur gauche.

Octobre. — Amendement rapide de la paraplégie.

En 1861, les choses restent stationnaires. Il y a à cette époque une espèce de récidive caractérisée par des fourmillements dans les extrémités droites, supérieures et inférieures qui durent un jour.

En septembre 1863. — M. Charcot voit le malade : atrophie de presque tous les muscles du membre gauche et de la paroi abdominale antérieure, de la cuisse droite. Cuisse droite : 0,15 de diamètre ;

cuisse gauche 0,40 ; mollet droit 0,37 ; mollet gauche 0,27 ; perte de la contractilité électrique dans les muscles atrophiés, surtout dans ceux du mollet et les péroniers latéraux.

Anesthésie à la partie antérieure de la cuisse gauche ; le pied flasque, pendant, traîne sur le sol.

OBSERVATION XIX

Paralysie spinale aiguë de l'adulte localisée aux membres supérieurs,
obtusion temporaire de la sensibilité.
(Vulpian. *Archiv. physiol.*, 1873)

Jeune homme de 27 ans, sans antécédents rhumatismaux, ne s'exposant jamais d'une façon prolongée au froid et à l'humidité, est atteint le 15 février 1870, de variole non confluente ; entre à l'hôpital, sort guéri le 18 mars.

Dans les quinze premiers jours de sa maladie, il accuse des douleurs assez violentes dans les épaules ; douleurs contusives, rémittentes, qui bientôt disparaissent. A sa sortie, signale la faiblesse des menbres supérieurs qui l'empêche bientôt de travailler et le force à revenir à l'hopital, le 2 avril.

Etat actuel. — L'abduction des deux bras impossible ; deltoïdes atrophiés surtout à droite ; sensibilité un peu atteinte dans la région deltoïdienne, mais l'excitation électrique de la peau est cependant sentie ; abolition de la contractilité faradique dans les deltoïdes sus et sous épineux ; diminution dans les pectoraux, le grand dorsal.

Traitement. — Bains sulfureux, faradisation.

16 mai. — Contraction légère des pectoraux et des grands dorsaux, des faisceaux antérieurs et postérieurs des deltoïdes ; amélioration plus marquée à gauche ; sensibilité reparue.

11 juin. — Le deltoïde gauche peut presque maintenir le bras à angle droit. Le malade demande sa sortie. Un mois après, il est vu par un élève du service qui constate une amélioration assez notable.

Observation XX

Paralysie spinale aiguë de l'adulte. Douleurs irradiantes.
Troubles de la miction et de la défécation. Eschare sacrée.
(Sainton. *France Médicale*, 1829). Résumée.

Nicourt (Eugène), âgé de 36 ans, concierge, couché au n° 21 salle Sainte-Hélène, à l'hopital Laënnec, est entré le 27 mars 1829, transféré du service de M. Millard à Beaujon. Cet homme est malade depuis cinq mois ; auparavant sa santé avait toujours été bonne ; ses antécédents héréditaires ne présentent rien à noter.

Le 25 octobre dernier, obligé de sortir de grand matin, il fut surpris par une forte pluie et rentra en proie à une fièvre intense. Dans la journée il commença à éprouver un malaise de plus en plus accusé, des frisons répétés, une courbature très vive, et enfin fut pris d'une forte fièvre. Le soir, il accusait une raideur notable du cou ; les mouvements de la tête, spontanés ou provoqués, causaient des douleurs violentes, surtout dans les muscles sterno-mastoïdiens qui étaient également douloureux à la pression. Les mouvements de déglutition, les efforts étaient eux-mêmes pénibles.

Le lendemain la fièvre continuait encore accompagnée du cortège symptomatique de tout état fébrile : abattement, céphalalgie, anorexie, soif vive, urines rares et très colorées ; de plus le malade éprouvait des douleurs très marquées le long du rachis et des membres, en même temps que les mouvements des deux membres inférieurs, d'une part, ceux du membre supérieur gauche, d'autre part, présentaient une certaine difficulté, et que la station devenait difficile.

Ces troubles moteurs s'accusaient de plus en plus le troisième jour ; en outre survenait une myalgie extrêmement intense ; la pression sur les muscles des trois membres frappés, ainsi que les mouvements communiqués provoquaient des douleurs atroces ; de plus, des douleurs spontanées sillonnaient sous forme d'élancements aigus, de fulgurations extrêmement vives et fréquentes, les parties atteintes et toute la région rachidienne.

Le jour suivant, c'est-à-dire le quatrième jour, la paralysie est complète ; les trois membres sus-indiqués sont frappés d'inertie absolue ; seul le bras droit continue à se mouvoir ; les douleurs spontanées et provoquées persistent avec toute leur acuité ; mais la raideur du cou, les phénomènes douloureux causés par les mouvements de la tête, la déglutition et la toux s'atténuent progressivement et finissent par disparaître. Il en est de même des symptômes fébriles qui après avoir atteint d'emblée toute leur intensité commencent à décroître à partir du quatrième jour pour disparaître totalement vers le septième ou huitième jour.

Le cinquième ou sixième jour, le malade eut de la rétention d'urine ; on fut obligé de le sonder une fois seulement.

Depuis le début de l'affection il est atteint d'une constipation opiniâtre, on n'obtient de selles, qu'au moyen de lavements.

Enfin, dans les premiers temps de son séjour à Beaujon, où il entra le 5 novembre il présenta une eschare superficielle au niveau du sacrum, rapidement guérie d'ailleurs.

Cette situation resta la même jusque vers le 15 décembre environ, époque à laquelle les douleurs diminuent ; les élancements sont moins fréquents et moins aigus. En même temps la pression sur les muscles atteints et les mouvements provoqués deviennent moins douloureux. Dès cette époque il était possible de constater à première vue l'atrophie des muscles paralysés. La santé générale, à part la constipation persistante, était devenue très satisfaisante.

Vers la fin de janvier, les mouvements deviennent possibles dans les doigts ; peu à peu, sous l'influence de l'électrisation, des bains, des cautérisations le long de la colonne vertébrale, etc., la contractilité reparaît dans les muscles du bras et de l'avant-bras, et presque simultanément dans le membre inférieur droit, tandis que l'inertie persiste encore dans le gauche, depuis lors, cette marche régressive de la maladie, quoique très lente, n'a pas cessé de s'effectuer progressivement.

La sensibilité tactile n'a jamais été atteinte, non plus que les diverses sensibilités spéciales.

Notons enfin que depuis le début de l'affection jusqu'au mois de janvier, le malade n'a jamais eu d'érections ; celles-ci sont, depuis lors, devenues de fréquence normale.

Le 27 mars, jour de son entrée à Laënnec, nous pouvons constater que le membre supérieur droit a seul conservé tous ses usages, tous ses mouvements ; mais il n'en est pas de même du membre gauche et des deux membres inférieurs dans lesquels les troubles moteurs sont encore très accusés, mais à des degrés différents.

Ce qui frappe au premier abord dans le bras gauche c'est son atrophie considérable et l'exagération des saillies osseuses de l'épaule. C'est surtout sur le deltoïde et le grand pectoral que l'atrophie est prononcée ; on constate aussi que la fosse sus-épineuse est fortement déprimée.

A l'avant-bras, l'atrophie est moindre ; à la main l'atrophie est aussi très prononcée, surtout à l'éminence thénar et dans le premier espace interrosseux.

Mouvements du membre supérieur.

Le bras reste immobile, appliqué le long du tronc ; placé dans l'abduction et fixé dans cette position il est ramené dans la première position par le malade.

A l'avant-bras on constate que le mouvement de pronation est assez énergique ; le mouvement de supination s'exécute avec une certaine force, les mouvements d'extension et de flexion sont suffisants pour mouvoir le membre, mais ne peuvent lutter contre une résistance même faible.

Aux membres inférieurs, le retour de la contractilité musculaire est bien moins avancé.

Quelques mouvements sans force dans le membre inférieur droit.

Le membre inférieur gauche reste inerte, soumis uniquement à l'action de la pesanteur.

Dans les deux membres inférieurs les excitations diverses ne déterminent aucun mouvement réflexe.

L'électrisation ne provoque aucune contraction.

Le malade sort le 1er mai sur sa demande ; il y a à cette époque une amélioration sensible, les mouvements du membre inférieur gauche se sont notablement accentués.

CONCLUSIONS

1° La paralysie spinale aiguë infantile et de l'adulte est une myélite systématique localisée dans les cornes antérieures de la substance grise de la moelle.

2° Elle est fréquemment, sinon toujours, précédée d'une période de myélite aiguë diffuse expliquant la généralisation de la paralysie, les troubles de la sensibilité, les contractures et les convulsions qui accompagnent le début de la maladie.

3° Cette période prémonitoire d'inflammation diffuse de la moelle existe chez l'enfant et chez l'adulte, avec une intensité plus ou moins grande qui semble être, dans la grande majorité des cas, en rapport direct avec l'âge plus ou moins avancé du malade. — Ce fait n'implique du reste, en rien, la diversité des deux affections ; leur analogie, sinon leur identité absolue au point de vue clinique, tout au moins, subsiste tout entière.

4° Ce mode de début ne paraît pas comporter de dénouement fatal ni entraîner une aggravation dans le pronostic définitif de la maladie, car il n'est point démontré que les cas ayant présenté la plus grande intensité des symptômes du début aient été suivis de l'atrophie d'un plus grand nombre de muscles.

BIBLIOGRAPHIE

Unterwod (Michael). — Traité des maladies des enfants, trad. par E. de Salle, 1823.

Schaw. — Nature and treatment of the distorsion to which the spine and the bones of the chest are subject, 1882.

Badham. — The London medical and surgical journal, 1835.

Heine. — Beobachtungen uber Lahmungszurtande der Unterext remitaten und deren Behandlung. 1840. Speciale Kinder-lähming. 1860.

Kennedy. — Dublin med. press. 1841. Dublin quaterly review, 1850 et Arch. gén. de med. 1850. Dublin quaterly Review, 1861, Arch. gén. méd. 1862.

West. — On some forms of paralysis incident to infancy and child-hood. the London med. gaz. 1845. Lectures on the diseases of infancy 1848.

Rilliet. — Gaz. méd. de Paris, 1851.

Vogt. (de Berne). — Die essentielle Lahmng des Kinder, 1853.

Bouchut. — Traité des maladies des nouveau-nés.

Duchenne (de Boulogne). — Gaz. hebdomad. 1855. Traité de l'é-lectrisation localisée, 1856.

Bierbaum. — Journ. für kinderkrankheiten 1859.

Bruniche. — Journ. für kinderkrankheiten 1861. Arch. gén. med. 1861 et 1862.

Chassaignac.— Torpeur douloureuse des jeunes enfants. Archiv. méd. 1856.

Brown-Séquard. — Lectures on the diagnosis and treatment of the principal forms of paralysis of the lower extremities 1861. Med. Times and gazette. 1863.

Laborde. — De la paralysie (dite essentielle) de l'enfance, th. de Paris 1864.

Duchenne fils.— Paralysie atrophique de l'enfance. Th. de Montpellier. Arch. gén. méd. 1864.

Heine. — On infantile paralysis. Med. Times and Gaz. 1863.

Holmes Coote. — On infantile paralysis. Med. Times and Gaz. 1863.

Cornil. — Comptes-rendus de la Société de Biologie 1864.

Hammond. — New-Vork medical Journal 1865.

Charleston Bastian. — Medico-Chirurg. transactions 1867.

Keen. — Ameri. Journal. 1869.

Johnson et Clarke. — Medic. chirurg. transact. 1868.

Prévost. — Société de biologie. 1866.

Charcot et Joffroy. — Arch. physiol. 1870.

Parrot et Joffroy. — Arch. physiol. 1870.

Roger et Damaschino. — Gaz. méd. 1871.

Charcot. — Leçons sur les mal. du syst. nerveux. 1872.

Petitfils. — Thèse de Paris, 1873.

Guyot et Rey. — Union méd. 1874.

J. Simon. — Paralysies éphémères. — Gaz. des hôp. 1874. — Gaz. méd. 1878.

Leyden. — Archiv. fur Psychiatrie 1876. — Malad. du syst. nerveux, 1879.

Roger. — Mouv. médical. 1874.

Raymond. — Gaz. méd. 1875.

Warthon-Sinkler. — The american Journal of the med. science, 1875.

Mittchell. — Philad. med. and surg. reporter, 1876.

Hermann. — Th. Paris, 1876.

Hamon. — Th. Paris, 1878.

Rosenthal. — Traité des maladies du système nerveux, 1878.

Hammond. — Traité des maladies du syst. nerveux. Trad. Labadie-Lagrave, 1879.

Vulpian. — Clinique de la Charité, 1879. Leçons sur l'app. vaso-moteur.

Leyden. — Maladies du système nerveux, 1879.

Grasset. — Traité des maladies du système nerveux. 1881, et dernière édit. 1884.

Duplaix. — Note sur un cas de paralysie infantile. Rev. de méd. 1882.

Sauze. — Th. de Paris, 1881.

Archambault et Damaschino. — Revue mensuelle des maladies de l'enfance, 1883.

Schultze. — Archiv. de neurologie, 1884.

Sander. — Revue des sciences médicales, 1884.

Imprimerie de l'Ouest, A. NÉZAN, Mayenne.

9 782019 282936